# 正誤表

『患者にやさしい経鼻内視鏡ハンドブック(DVD付)』(発行2008年10月1日 第1版第1刷)に下記の誤りがありました。訂正してお詫びいたします。

| 頁 | 該当箇所 | 誤 | 正 |
|---|---|---|---|
| 4 | 下から4行目 | ハッカ油 0.8 ml | ハッカ油 1.6 ml |
| 91 | 上から1行目 | ■食道入口部を逆にしたほうよい特殊なケース | ■食道入口部を逆にしたほうがよい特殊なケース |

医学書院
(2008年10月1日作成)

# 患者にやさしい
# 経鼻内視鏡ハンドブック

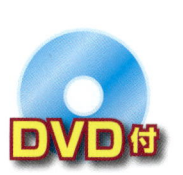

**DVD付**

大原信行　大原ファミリークリニック

医学書院

## 著者略歴

**大原　信行**　Nobuyuki Ohara

| | | |
|---|---|---|
| 1985 年 | 3 月 | 広島大学医学部卒業 |
| 1985 年 | 4 月 | 千葉大学病院第一外科入局 |
| 1994 年 | 4 月 | 白井聖仁会病院外科勤務 |
| 1999 年 | 4 月 | 大原ファミリークリニック開設 |
| 2003 年 | 4 月 | 経鼻内視鏡を導入 |
| 2004 年 | 10 月 | 半座位での経鼻内視鏡を開始 |

---

患者にやさしい経鼻内視鏡ハンドブック〔DVD 付〕

発　行　2008 年 10 月 1 日　第 1 版第 1 刷Ⓒ

著　者　大原信行（おおはらのぶゆき）

発行者　株式会社　医学書院
　　　　代表取締役　金原　優
　　　　〒113-8719　東京都文京区本郷 1-28-23
　　　　電話 03-3817-5600（社内案内）

印刷・製本　三美印刷

本書の複製権・翻訳権・上映権・譲渡権・公衆送信権（送信可能化権を含む）は㈱医学書院が保有します．

ISBN 978-4-260-00764-1　Y4200

JCLS　〈㈱日本著作出版権管理システム委託出版物〉

本書の無断複写は著作権法上での例外を除き，禁じられています．複写される場合は，そのつど事前に㈱日本著作出版権管理システム（電話 03-3817-5670, FAX 03-3815-8199）の許諾を得てください．

# 序

　近年，患者にやさしい医療が求められている．検査においても可能な限り苦痛を排除し被検者の忍耐に頼らない検査法が期待されている．このような医療事情を背景に，経鼻内視鏡は急速な拡がりを見せている．経鼻内視鏡が始まった2003年当時は一部の開業医のみが取り組んでいたが，現在では内視鏡検査を行う診療所の約半数が経鼻内視鏡を導入するに至っている．さらに，健診センター・民間病院での導入も増え，経鼻内視鏡は診断を目的とする上部内視鏡検査の標準的な検査法になりつつある．

　経鼻内視鏡の基本理念は，『安全で苦痛が少ない検査を提供すること』である．この理念は検査のみならず，前処置・検査後の対応まで一貫していなければならない．各施設の実情に合わせて検査法・前処置法をプランニングする場合も，この基本理念を常に念頭に置いて尊重していかなければならない．検査数が多い施設では効率性を優先して前処置の単純化・簡略化を考えがちであるが，基本理念に反する効率化は経鼻内視鏡のメリットを損なう結果を招いてしまう．経鼻内視鏡を行う検査医は，手間がかかっても被検者の苦痛軽減に最善を尽くすべきである．

　経口内視鏡においても，鎮静剤を使用して被検者の苦痛を消す方法がある．しかし，安全上の問題から設備の充実した大規模施設でのみ実施可能であり，医師ひとりで検査を行う診療所ではリスクが高い．これに対し，経鼻内視鏡は苦痛が少なく鎮静剤が不要であるため，診療所や健診施設においても安全に行うことができる．さらに，検査体位・前処置法・挿入法を工夫することによって，その受容性をさらに高めることができる．経鼻内視鏡は，患者にやさしい検査を目指す診療所・健診施設に最適な検査法である．

　経鼻内視鏡のデメリットとして，高画質経口用スコープと比較して画質が

劣ること，生検困難な部位があることなどがよく指摘される．しかし，これらのデメリットは経鼻用スコープの機能に由来したものであり，経鼻的に挿入するという検査法の欠点ではない．この点を混同して，経鼻内視鏡を否定的に評価するのは誤りであり，正しい議論ではない．精密光学の技術は急速に進歩しており，経鼻用スコープが高画質化するのは時間の問題である．生検の問題も鉗子・スコープの改良により近いうちに克服されるであろう．その日のためにも，最善の経鼻内視鏡の検査法を作り上げることが重要である．

本書は，患者にやさしい経鼻内視鏡を目指す内視鏡医を対象に，経鼻内視鏡のテクニックをできるだけ詳しく解説したものである．筆者が，経鼻内視鏡を導入以来，試行錯誤を重ねて作り上げたテクニックの集大成である．前処置，検査中・検査後のポイントについては，コメディカルの方にも参考にしていただきたい．本書を内視鏡室に置いて，日常の検査に少しでも役立てていただけることを希望する．

2008 年 9 月

大原ファミリークリニック
院長　大原　信行

---

**本書の使用法**

　本書は経鼻内視鏡のテクニックを図・写真を使用してわかりやすく解説したマニュアル本である．本書は内視鏡室に置いて実際の検査に役立つことを目的としており，検査に直接関係のない経鼻内視鏡の総論分野，応用分野は割愛し，経鼻内視鏡に特有でない内視鏡検査に共通する事項は簡略化した．そのため，消化器内視鏡ガイドライン・他の内視鏡専門書も参考にして，本書を使用していただきたい．

# 目次

## 1 経鼻内視鏡に必要な物品　1
- Ⓐ 局所麻酔薬　1
- Ⓑ 鎮痙薬　3
- Ⓒ 点鼻用局所血管収縮薬　5
- Ⓓ 潤滑材　6
- Ⓔ スプレー　7
- Ⓕ 鼻鏡　9
- Ⓖ 前処置スティック　9
- Ⓗ ノーズピース　13

## 2 経鼻内視鏡に必要な設備　17
- Ⓐ 経鼻内視鏡用スコープ　17
- Ⓑ 検査台　19
- Ⓒ 被検者用サブモニター　23
- Ⓓ モニタリング装置　24
- Ⓔ 快適な検査環境　25

## 3 検査日までの準備　27
- Ⓐ 鼻腔のチェック　27
- Ⓑ インフォームドコンセント　34
- Ⓒ 検査前日，当日の注意　38

## 4 経鼻内視鏡の前処置　43

Ⓐ 前処置のポイント　43
Ⓑ ガスコン溶液の内服　44
Ⓒ プリビナの鼻腔噴霧　45
Ⓓ 鼻腔麻酔　48
Ⓔ 咽頭麻酔　57
Ⓕ スコープの準備　58
Ⓖ 挿入鼻孔の準備　61

## 5 検査体位　63

Ⓐ 左側臥位　63
Ⓑ 半座位　65
Ⓒ 座位　67

## 6 鼻腔通過法　69

Ⓐ 挿入ルート　69
Ⓑ 鼻腔通過のテクニック　73

## 7 食道挿入法　81

Ⓐ 食道挿入時のポイント　81
Ⓑ 左側臥位での食道挿入法　84
Ⓒ 半座位での食道挿入法　86
Ⓓ 食道通過後の注意　93

## 8 検査中・検査後のポイント　95

Ⓐ 鎮痙薬の使用　95
Ⓑ 唾液の処理法　98
Ⓒ 呼吸法　101

Ⓓ 検査中の会話　102
　　Ⓔ 抜去時の注意　104
　　Ⓕ 検査後のポイント　105

## 9　経鼻内視鏡での観察法　　107

　　Ⓐ 経鼻内視鏡でのスコープ操作法　107
　　Ⓑ 経鼻内視鏡での観察法　109
　　Ⓒ 診断能を上げる工夫　118
　　Ⓓ 狙撃生検　120

## 10　経鼻内視鏡に特有な偶発症　　123

　　Ⓐ 鼻痛　123
　　Ⓑ 鼻出血　125

# 索引　　129

---

**研究室**
1. 挿入鼻腔を決める方法　32
2. 鼻腔モデルによるビスカス注入実験　52
3. 検査座位（左側臥位・半座位）のアンケート　64
4. 挿入ルートと鼻痛の頻度について　72
5. 経鼻内視鏡の苦痛について　83
6. バリウム嚥下実験　88

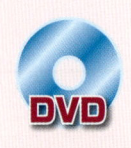

## DVD メニュー （計約 28 分）

1. **ビスカス注入実験** (2 分 14 秒)
2. **バリウム嚥下実験** (2 分 29 秒)
3. **経鼻内視鏡の前処置** (3 分 19 秒)
   - ガスコン・プロナーゼ溶液の内服
   - プリビナの鼻腔噴霧
   - 鼻腔予備麻酔
   - スティック法による鼻腔麻酔
4. **挿入ルート** (6 分 34 秒)
   - 中鼻ルート
   - 下鼻ルート
   - 中間ルート
   - 鼻茸症例
5. **食道挿入法—頭部回旋食道挿入法** (3 分 21 秒)
6. **半座位での経鼻内視鏡** (10 分 13 秒)

---

■付録 DVD について
■本製品は DVD-VIDEO 形式です．一般の DVD プレイヤー，あるいは DVD-VIDEO 再生に対応したパーソナルコンピュータなどで見ることが可能です．
■本製品は書籍の付録のため，ユーザーサポートの対象外とさせて頂きます．また，本製品を使用した結果，お客様に直接・間接の損害が生じた場合，その原因にかかわらず，㈱医学書院は一切責任を負いません．何卒ご了承下さい．
■本製品に掲載している動画の著作権は，本書の著者ならびに㈱医学書院に帰属します．その一部，またはすべてを無断で引用，転載，コピー，改変することは禁止されています．

# 1 経鼻内視鏡に必要な物品

## Ⓐ 局所麻酔薬

> ☐ 経鼻内視鏡前処置において，局所麻酔薬は重要である．各麻酔薬の特徴をよく理解して適切に使用する．
> ☐ リドカインの極量は，200 mg である．

### ■局所麻酔薬の種類と特徴

　経鼻内視鏡の前処置では，局所麻酔薬を使用する機会が多い．麻酔薬ごとに性状・濃度・添加物が異なるため，その特徴をよく理解して適切な使用法を心がける．リドカイン濃度は2％・4％・8％があり，濃度が高くなるほど麻酔効果，人体への刺激・影響が強くなる．各局所麻酔薬（**図 1-1**）の特徴を簡単に解説する．（詳細は，各薬剤の添付文書を参照のこと．）

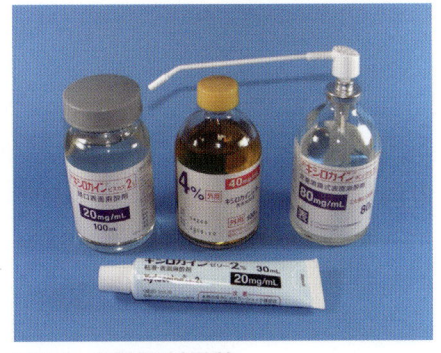

**図 1-1　各種局所麻酔薬**
〔後左より〕キシロカインビスカス，キシロカイン液，キシロカインポンプスプレー．〔前〕キシロカインゼリー．

## ■キシロカインゼリー®（以下，キシロカインゼリー）

❶リドカイン濃度：2％
❷特徴
- キシロカインビスカスよりやや粘度が高い．
- スコープ・カテーテル・スティックなどに塗布して使用する．
- 塗布後しばらくすると乾いてすべりが悪くなるため，潤滑剤としての使用は適切でない．

## ■キシロカインビスカス®（以下，ビスカス）

❶リドカイン濃度：2％
❷特徴
- 口腔麻酔を前提としておりサッカリン・香料が添加されている．
- 経口内視鏡における咽頭麻酔の中心となる麻酔薬である．
- 経鼻内視鏡では，鼻腔予備麻酔・咽頭麻酔に使用する．

## ■キシロカイン液®（以下，キシロカイン液）

❶リドカイン濃度：4％
❷特徴
- 経鼻内視鏡における咽頭・鼻腔麻酔に使用される．
- リドカイン濃度は4％であり，鼻腔噴霧による刺激はビスカスよりも強い．

## ■キシロカインポンプスプレー®（以下，キシロカインスプレー）

❶リドカイン濃度：8％
❷特徴
- スティック法による鼻腔麻酔で使用する．
- リドカイン濃度が8％と最も高く，麻酔効果が最も強い．
- エタノールが含まれるため鼻腔への噴霧は禁忌である．
- 無麻酔状態の咽頭への噴霧は，刺激が強いため適切ではない．

## ■リドカイン中毒

　リドカインの極量は 200 mg であり，極量を超えるとリドカイン中毒の危険がある．リドカインを鼻腔・咽頭に噴霧する際，誤って吸い込んでしまうと極量以下でも中毒の可能性がある．そのため，深吸気時に呼吸を止めてもらってから噴霧する．（リドカイン中毒の症状・対処法は，専門書を参考のこと．）

## ■リドカインショック

　リドカインショックは，経鼻内視鏡に限らず重大な偶発症である．前処置を行う際は，ショックの可能性を常に念頭に置き，その兆候に注意を払っておく必要がある．また，ショック発現時に迅速な対処ができるよう常に準備をしておかなければならない．（リドカインショックの症状・対処法は，専門書を参考のこと．）

# ❸ 鎮痙薬

> □ 経鼻内視鏡では，鎮痙薬を使用しなくても観察は可能である．
> □ ペパーミントオイル撒布法は，経鼻内視鏡に適した方法である．

## ■鎮痙薬

　経鼻内視鏡では，嘔吐反射が少ないことから強い蠕動運動は起こりにくいため，鎮痙薬を使用しなくても通常の観察は可能である．しかし，蠕動の強いケースや生検時など，鎮痙薬を使用したほうがよい場合もある．

　鎮痙薬の投与法は筋注または静注であるが，経鼻内視鏡は検査時間が長くなる傾向があり，筋注では検査後半に蠕動抑制効果が切れてしまうことが多い．また，筋注は疼痛を伴うため，苦痛の少ない検査を目指す経鼻内視鏡になじまない．したがって，静注による投与が望ましいが，必要時に少量を静

注する少量静注法が適している（96頁参照）．

## ■臭化ブチルスコポラミン（ブスパン®）（以下，ブスコパン）

❶使用法：筋注・静注
❷使用量：10～20 mg
❸禁忌：緑内障・前立腺肥大症・重篤な心疾患
（使用法・副作用は添付文書を参照のこと．）

## ■グルカゴン（グルカゴンG®）（以下，グルカゴン）

ブスコパンが使用禁忌のときに使用する．

❶使用法：筋注・静注
❷使用量：1 mg
❸禁忌：褐色細胞腫
（使用法・副作用は添付文書を参照のこと．）

# ■ペパーミントオイル撒布法

ペパーミントオイル（以下，PO）撒布法は，副作用がなく被検者の苦痛もないため経鼻内視鏡に適した方法である（PO撒布法の実際は，97頁を参照）．

## ■準備品（図1-2）

(1) ハッカ油®
(2) ソルビタン脂肪酸エステル

### ■ PO溶液の作製

温水100 mlにハッカ油0.8 mlとソルビタン脂肪酸エステル0.2 gを加え十分に溶解する．

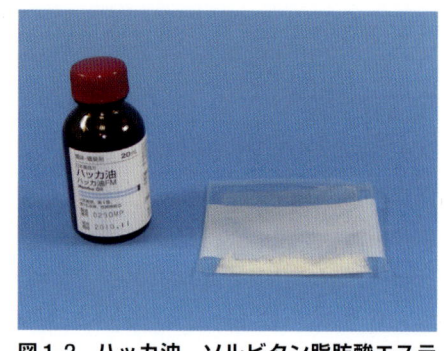

**図1-2　ハッカ油，ソルビタン脂肪酸エステル**

# ●点鼻用局所血管収縮薬

- 経鼻内視鏡の前処置において，点鼻用血管収縮薬の鼻腔噴霧は必須である．
- 血管収縮薬の鼻腔噴霧により鼻腔は著明に拡張する．
- 鼻腔が拡張することで，鼻腔挿入率が上がり，鼻痛・鼻出血の頻度が減る．

## ■点鼻用血管収縮薬の使用

　経鼻内視鏡の前処置において，点鼻用血管収縮薬の使用は必須である．血管収縮薬を鼻腔に噴霧することにより鼻腔が拡張し，挿入率が上がるとともに鼻痛・鼻出血の頻度が減少する．鼻腔の拡張は噴霧後15分で最大となるため，検査開始の15分以上前に鼻腔噴霧する．検査中に呼吸が楽になるように，両側の鼻腔に噴霧する．また，前処置だけでなく検査後の鼻出血・鼻炎症状に対して使用することもある．

### ■硝酸ナファゾリン（プリビナ点鼻液®）
（以下，プリビナ）（図1-3）

❶使用法：検査開始15分以上前に両側鼻腔内に噴霧する．
❷用量：1回2〜4滴（0.08〜0.16 ml）
❸効果：鼻粘膜の充血・うっ血の改善，麻酔薬の効果維持
❹禁忌：MAO阻害薬投与患者（急激な血圧上昇の危険あり）
（使用法・副作用は添付文書を参照のこと．）

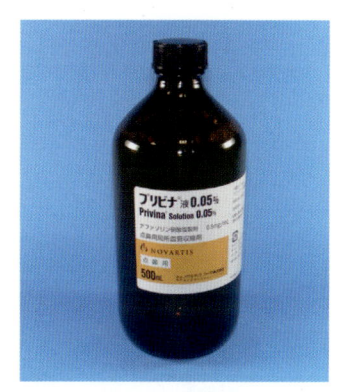

図1-3　プリビナ点鼻液

## ◉ 潤滑剤

> ☐ 経鼻内視鏡では，潤滑剤の使用は必須である．
> ☐ スコープに潤滑剤を塗布し，スコープと鼻腔の摩擦を減らす．
> ☐ 検査前にオリーブオイルをスコープの挿入部に下塗りするとよい．

### ■潤滑剤の使用

　経鼻内視鏡では，鼻腔粘膜とスコープとの摩擦により鼻痛・鼻出血が発生する．検査中，スコープ操作に抵抗を感じたら，スコープに潤滑剤を塗布し摩擦を減らしすべりをよくする必要がある．

　現在，3種類の医療用潤滑剤が販売されている（図1-4）．各種潤滑剤の効果に大きな差はなく，検査医の好みで選択すればよい．ただし，潤滑剤をシリンジに充填して使用する場合は，容器の注出口が細長くなっているほうがシリンジに充填しやすい（図1-5）．

(1) エンドルブリH®，エンドルブリL®（オリンパスメディカルシステム）
(2) スループプロゼリー®（カイゲン）
(3) ヌルゼリー®（テイコクメディックス）
（使用法・副作用は添付文書を参照のこと．）

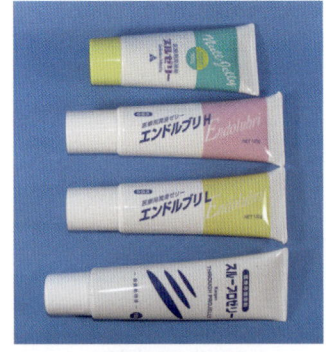

図1-4　各種医療用潤滑剤
上からヌルゼリー，エンドルブリH・L，スループプロゼリー

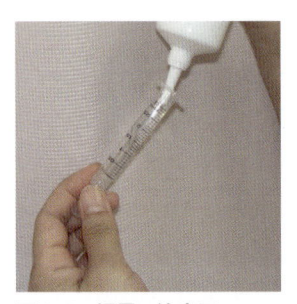

図1-5　細長い注出口

### ■オリーブオイルの使用

　潤滑剤は塗布後時間が経過するとともに乾燥してすべりがわるくなる．検

査前にスコープの挿入部にオリーブオイル（**オリブ油**®，ヨシダ製薬，ほか）（**図 1-6**）を下塗りしておくとよい．潤滑剤の使用量が減るとともに，潤滑効果が持続する．

# E スプレー

> □ 各種スプレーの使用法・1 回噴霧量を把握する必要がある．
> □ 鼻腔噴霧では，感染予防に配慮しなければならない．

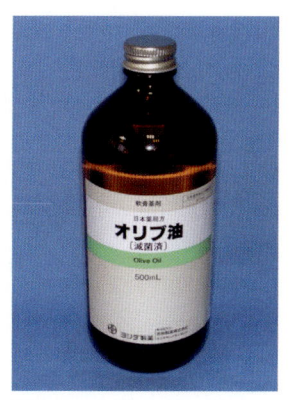

**図 1-6 オリーブオイル**

## ■スプレーの使用

経鼻内視鏡の前処置には，薬液を鼻腔に噴霧する処置があるため，各スプレーを準備してその使用法を習得しなければならない．また，噴霧した薬剤の量を計算するため，各スプレーの 1 回噴霧量を把握しておかなければならない（参考までに，1 滴 = 0.04 ml である）．

### ■ジャクソン式スプレー（図 1-7）

> ・1 回噴霧量：0.20 ml（最大噴霧時）
> ・キシロカイン液を 1 回噴霧するとリドカイン量は 8 mg となる．

ゴム球を押す強さによって噴霧量が変わるため，施行者により噴霧量に差が生じる可能性がある．ノズルは直と曲の 2 種類があり，直ノズルは鼻腔噴霧に適しており，曲ノズルは咽頭噴霧に適している．プリビナの鼻腔噴霧，キシロカイン液の鼻腔・咽頭噴霧に使用される．

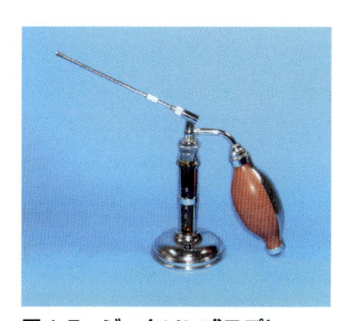

**図 1-7 ジャクソン式スプレー**

## ■硝子スプレー（図1-8）

・1回噴霧量：0.13 ml

　プリビナ液の鼻腔噴霧に使用される．ゴム球の連結部が長いため，写真のように短くカットしたほうが使用しやすい．

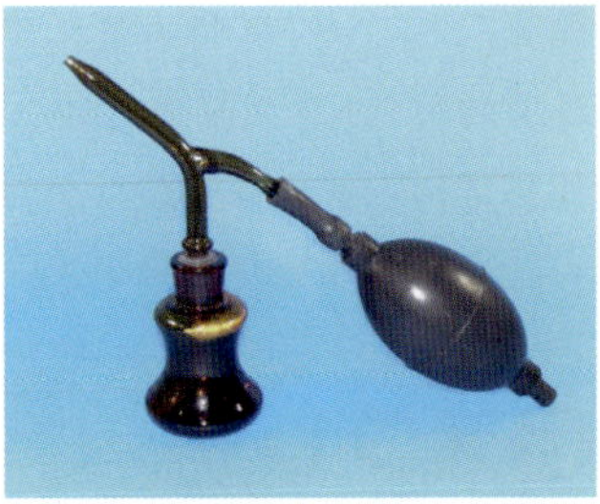

## ■医研式スプレー（図1-9）

図1-8　硝子スプレー

・1回噴霧量：0.05 ml
・キシロカイン液を1回噴霧するとリドカイン量2 mgとなる．

　プリビナの鼻腔噴霧，キシロカイン液の鼻腔・咽頭噴霧に使用される．鼻鏡とセットで使用するとノズル先端が鼻孔に触れないため，感染予防になるとともに確実に鼻腔内に噴霧することができる．ノズルには長・短2種類があり，鼻腔噴霧には短いノズルを，咽頭噴霧には長いノズルを使用する．ノズルは用手的に曲げることができるので，噴霧しやすい形状に調節することができる．

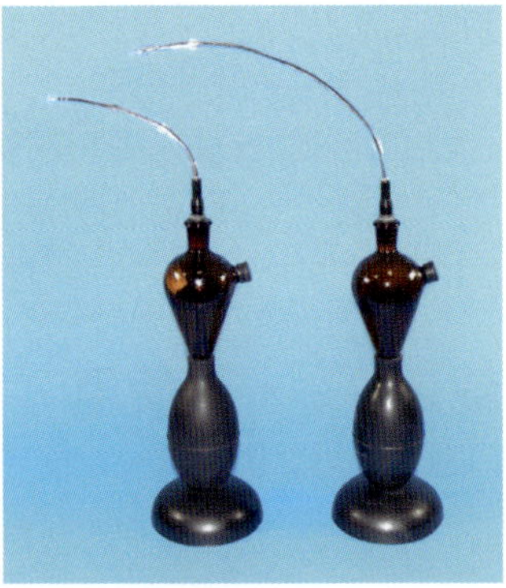

図1-9　医研式スプレー
左：ノズル短，右：ノズル長

## ■キシロカインスプレー

・1回噴霧量：0.1 ml
・1回噴霧するとリドカイン量8 mgとなる．

　ノズル基部を押すことで麻酔液が噴霧されるが，ノズル基部は女性が片手で押すにはやや硬い．そのため，前処置スティックにキシロカインスプレーを片手で空中噴霧する方法は，施行者によってバラツキがでやすい（51頁参照）．

## ❻鼻鏡

- 経鼻内視鏡では鼻鏡を使用することがあるため，その使用法になれる必要がある．
- 感染防止のため，被験者ごとに滅菌したものを使用する．

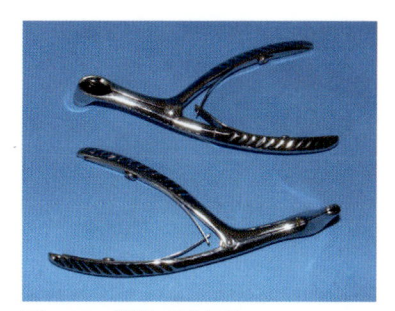

図 1-10　鼻鏡（和辻式）

　内視鏡医は経鼻内視鏡を始めるまで鼻鏡を使う機会はないため，その使い方に慣れる必要がある．鼻鏡は鼻腔チェック・薬液の鼻腔噴霧の際に使用する．和辻式（**図 1-10**）・Hartmann 式などがあるが，検査医自身が使いやすいものを選択すればよい．感染防止のため被検者ごとに滅菌済みの鼻鏡を使用する．

## ❼前処置スティック

- 前処置スティックにより，確実で不快感の少ない鼻腔麻酔を行うことができる．
- 前処置スティックは，標準スティックとスリット付スティックの2つに分類される．

### ■前処置スティックの分類

　経鼻内視鏡の前処置で使用するスティックには，スティック表面に麻酔薬を付着させて挿入ルートを麻酔する**標準スティック**とビスカスを鼻腔に効果的に注入する**スリット付スティック**の2つに分類される．各スティックの使用法を理解して，確実で不快感の少ない鼻腔麻酔を行うことが重要である．

```
前処置スティック ┤ 標準スティック ┤ 初・前処置スティック
                                     新・前処置スティック
                  スリット付スティック
```

## ■標準スティック

　スティック法による鼻腔麻酔に使用する専用スティックとして，「**経鼻内視鏡用前処置スティック®**」（以下，前処置スティック）が市販されている．現在，経鼻内視鏡の前処置に使用できる薬事認可された唯一の製品である．

　前処置スティックは，初期型と新型の2種類が市販されている（以下，初期型を初・前処置スティック，新型を新・前処置スティック）．両者の違いは，挿入部の長さと硬さとラインの位置である（**図1-11**）．新・前処置スティックは挿入部が軟らかく長さ9 cmであり，鼻腔挿入時に鼻痛を誘発しにくくスティック法による鼻腔麻酔には適している．

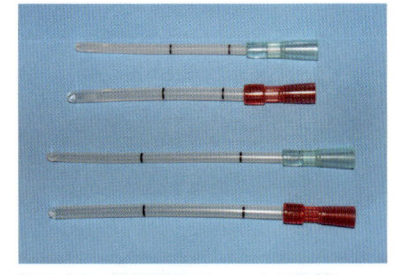

**図1-11　前処置スティックの比較**
上：新型，下：初期型

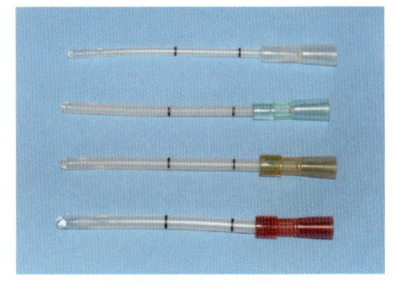

**図1-12　経鼻内視鏡用前処置スティック（新型）**
上から12 F，14 F，16 F，18 F

初・前処置スティックは，挿入部が3 cm長く硬めで変形しにくいため，鼻腔試通スティック（29頁参照）の代用が可能である．

　ネラトンカテーテルをカットして前処置スティックとして使用することは可能であるが，鼻腔に誤入する危険性があること，カットに手間を要することから適切な方法とはいえない．

### ■新・前処置スティックの構造　（　）内は初・前処置スティック

(1) 挿入部長：9 cm（12 cm）
(2) 挿入部外径：12 F，14 F，16 F，18 F の 4 種がある．外径が一目でわかるように，グリップが色分けされている（図 1-12）．
(3) 先端から 5 cm・8 cm（5 cm・10 cm）にラインが入れてあり，鼻腔への挿入深度を推定できる．
(4) 鼻腔挿入時の疼痛を軽くするため，挿入部は軟らかい（挿入部はある程度の硬さを有する）．
(5) 鼻腔への誤入を防止するため，グリップの末端部は 10 mm と太くなっている．

### ■使用法

挿入部に麻酔薬（キシロカインスプレー）を塗布し，鼻腔に挿入する．スティックが挿入されたルート内の鼻粘膜に麻酔薬が付着し，挿入ルートが麻酔される．

### ■注意点

新・前処理スティックの挿入部は軟らかいため，鼻腔狭窄部をつぶれながらでも通過する．そのため，スティックが鼻腔を通過しても，スコープが挿入できないことがある．また，挿入ルートを拡げるブジー効果は期待できない．

## ■スリット付スティック

スリット付スティック（図 1-13 ①）は，鼻腔麻酔のファーストステップである予備麻酔で使用する．挿入部に複数のスリット（図 1-13 ②）が設けられており，グリップからビスカスを注入するとスリットから漏出する設計となっている（図 1-14）．このスティックを使用することで，中鼻ルート（70 頁参照）にビスカスを確実に注入することができる．

## ■スリット付スティックの構造

(1) 挿入部長：9 cm
(2) 挿入部径：12 F のみ
(3) 挿入部の先端から 2〜6 cm の範囲に複数のスリットを設けてある．

## ■使用法

(1) 潤滑剤を挿入部に塗布した後，中鼻ルートに丁寧に挿入する．
(2) ビスカスを充填したカテーテルチップ型シリンジ（図1-15）をグリップに接続しビスカスを注入する．

カテーテルチップ型シリンジの注出口は太くなっており，注射用シリンジと明確に区別できる形状になっている．数社から発売されているが，前処理スティックのグリップとの相性はテルモ製シリンジがよい．筆者は，3 ml テルモカテーテルチップシリンジを使用している．

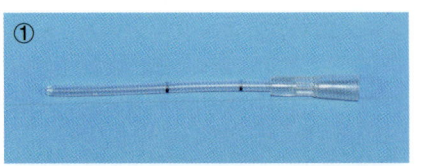

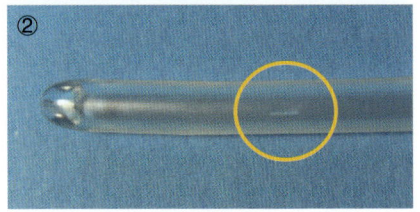

図1-13 スリット付前処置スティック
①概観，②挿入部のスリット

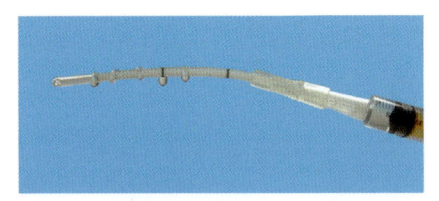

図1-14 ビスカスがスティック周囲から漏出する

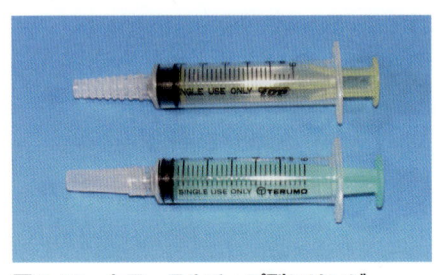

図1-15 カテーテルチップ型シリンジ
上：トップ製，下：テルモ製

# Ⓗ ノーズピース

> ☐ ノーズピースは，外鼻孔に装着する経鼻内視鏡用の備品である．
> ☐ ノーズピースの使用目的は，外鼻孔・鼻前庭の保護とスコープ走行の安定化である．

## ■ ノーズピースの使用目的

　ノーズピースは，外鼻孔に装着する経鼻内視鏡用の備品である（図1-16）．ノーズピースを使用することにより，外鼻孔・鼻前庭が保護されスコープ走行が安定化する．

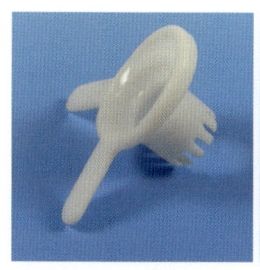

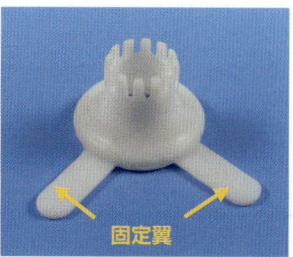

**図1-16　ノーズピース**

　スコープを押す操作の際，スコープは頭側外方にループを形成する．このループによって，外鼻孔が押し上げられ外鼻孔痛を誘発する（図1-17①）．ノーズピースを装着すると，スコープの圧力はノーズピースを介して外鼻孔全体に分散吸収され，外鼻孔痛は軽減する（図1-17②）．
　また，ノーズピースによって，スコープは外鼻孔のほぼ中央に固定され鼻腔内での走行が安定し，スムーズなスコープ操作が可能となる．現在，ノーズピースは市販されていない．（本書で紹介したノーズピースは，筆者が自作したものである．さらに改良された製品が近日中に発売予定である．）

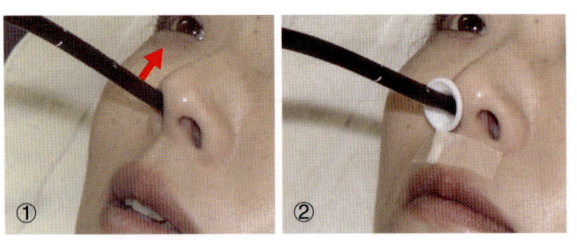

**図1-17 スコープによる外鼻孔の圧迫**
①ノーズピースなし：外鼻孔がスコープで圧迫され変形している．②ノーズピース装着：外鼻孔の変形がみられない

## ■ノーズピースの構造
### ■材質
装着時に違和感が少ないシリコーン製である．
### ■形状
#### ❶円筒部
鼻前庭内に挿入される部分である．遠位端はスコープの動きを妨げないようにクシ状に加工されている．
#### ❷漏斗部
外鼻孔外に位置する部分である．外鼻孔への装着性をよくするため完全な円形ではなく，上部が大きく厚くなっている．固定翼が下向きになるように装着すると，最も厚い部位が40°外側に位置するように固定される（図1-18）．
#### ❸固定翼
漏斗部外縁から伸びる皮膚に固定するための翼部である．ノーズピースははじめ左右2つの翼が付いているが，漏斗部側から見て左(右)の固定翼をカットすると左

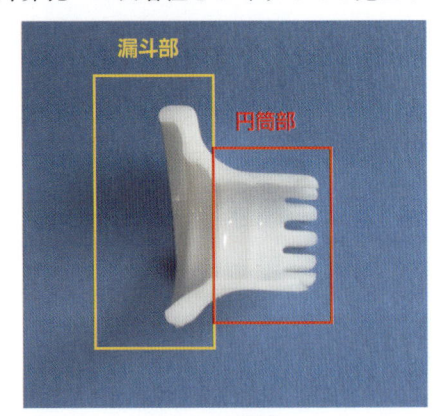

**図1-18 ノーズピース断面**

（右）鼻用となる（図1-19①②）．

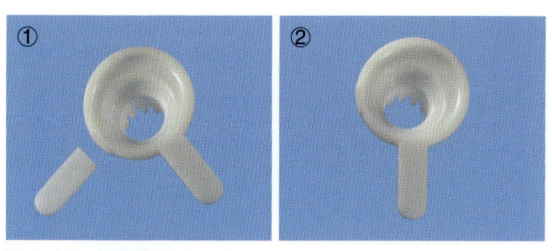

**図1-19 固定翼のカット**
①左固定翼をカット，②左用ノーズピースとなる

## ■ノーズピースの使用法
### ■固定翼のカット
　漏斗部に接続する2本の固定翼の1本をハサミでカットする．漏斗部側から見て右側の固定翼をカットすると右鼻孔用ノーズピースとなり，左側の固定翼をカットすると左鼻孔用ノーズピースとなる．

### ■外鼻孔への装着・固定
　円筒部を外鼻孔に確実に装着し，固定翼が下方に向く位置にテープで固定する（図1-20）．ノーズピース装着前に鼻前庭に残っているビスカスを綿棒で拭き取り，外鼻孔周囲に付着しているビスカスをティッシュで丁寧に拭き取ることが大切である．

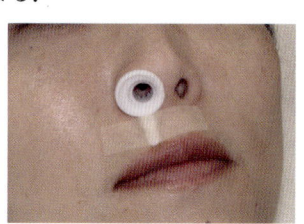

**図1-20 ノーズピースの固定**

# 2 経鼻内視鏡に必要な設備

## Ⓐ経鼻内視鏡用スコープ

> ☐ 経鼻内視鏡を行うためには，経鼻挿入可能な外径6 mm以下の細径スコープが必要である．
> ☐ 経鼻用スコープは，先端部の運動機能により2方向スコープと4方向スコープに分類される．
> ☐ 4方向スコープが経鼻内視鏡の主力となるスコープである．
> ☐ 2方向スコープは，4方向スコープが挿入困難なときに緊急的に使用するスコープである．

### ■経鼻内視鏡用スコープについて

　経鼻内視鏡用スコープ（以下，経鼻用スコープ）は，挿入部外径が6 mm以下の細径スコープである．現在，経鼻用スコープは3社（オリンパス・FTS・ペンタックス）から発売されている．

### ■スコープの分類

　経鼻用スコープは，先端部の運動機能により4方向アングルスコープ（以下，4方向スコープ）と2方向アングルスコープ（以下，2方向スコープ）に分類される．4方向スコープは経口用スコープと同様に上下左右4方向のアングル操作が可能であり，経鼻内視鏡の主力となるスコープである．2方向スコープは先端部の左右方向の運動機能を犠牲にして挿入部を細くしたスコープであり，鼻腔が狭いために4方向スコープが挿入困難なケースにお

いて緊急的に使用するスコープである．

　経鼻内視鏡の被検者は，苦痛の少ない検査を期待して来院している．そのため，4方向スコープで挿入が困難な場合，安易に経口内視鏡に変更するのではなく，2方向スコープに変更して経鼻挿入を試みるべきである．経鼻内視鏡を専門的に行う施設としては，2方向・4方向の両方のスコープを備えておくことが望ましい．

■ **スコープ外径と鼻痛**

　スコープ挿入部が細いほど鼻腔通過は容易になるが，鼻痛が減るとは限らない．細いスコープは検査中に鼻腔を移動しやすく，鼻粘膜を刺激して鼻腔痛を誘発することがある．平均的な広さの鼻腔では，2方向スコープよりも外径 5.5～6.0 mm の4方向スコープのほうが鼻痛は少ない．

■ **理想的な経鼻用スコープ**

　筆者は，理想の経鼻用スコープを"挿入部外径 5.5 mm で柔軟性が高く，画質・明るさ・水切れ・吸引力・生検能などが標準経口用スコープと同レベルの4方向スコープ"と考える．光学技術の進歩は驚くほど速く，近い将来このような経鼻スコープが開発されるであろう．

　現在，経鼻用スコープとして FTS 社製 EG-530N2 が画質，挿入部のしなやかさの点で一歩リードしている．機種の選択にあたっては，検査医自身がスコープを実際に手にして自分に合った機種を選択することが望ましい．

## ■ 4方向スコープ

　4方向スコープは，経鼻内視鏡の主力となるスコープである．挿入部径は 5.5～6.0 mm であり，確実な前処置を行えば挿入率は 95% 以上である．しかし，鼻腔が狭いケースでは，4方向スコープにこだわらず2方向スコープに変更すべきである．

(1) EG-530N2（FTS）
(2) GIF-XP260N（オリンパス）
(3) EG-1690K（ペンタックス）

## ■2方向スコープ

　2方向スコープは挿入部径5.1～5.2 mmと細いが，先端部のアングル操作は上下2方向のみである．左右方向にアングルをかけられないためひねり操作を多用しなければならず，ある程度の慣れが必要となる．鼻腔が狭く4方向スコープが通過できない場合に，2方向スコープを緊急的に使用する．4方向スコープではルートを押し拡げて進まなければならない場合も無理をせずに2方向スコープに変更するほうがよい．

(1) EG-530NP（FTS）
(2) GIF-N260（オリンパス）

（本書では，各スコープの詳細な解説は省略する．各社パンフレット・他の経鼻内視鏡解説書を参照のこと．）

# B 検査台

- □ 左側臥位で行う場合は，経口内視鏡で使用している通常の検査台を使用する．
- □ 半座位で行うには，リクライニングチェア型，上半身がアップするベッド型の特殊な検査台が必要である．
- □ すべての検査体位に対応できる経鼻内視鏡専用の検査台の開発が望まれる．

## ■左側臥位での検査台

　左側臥位で行う場合は，経口内視鏡で使用している通常の検査台を使用する．検査医が経鼻挿入しやすい高さに調整できる電動昇降ベッドが望ましい．

## ■半座位・座位での検査台

半座位または座位で行う場合は，リクライニングチェア型または上半身がアップするベッド型の検査台が必要となる．現在，専用の検査台は存在しないため，既存の製品の中から使用可能なものを選択しなければならない．使用可能と考える検査台を紹介するが，いずれも経鼻内視鏡専用に設計されていないため，使いにくい点がある．今後，すべての体位（左側臥位・半座位・座位）に対応できる検査台の開発が望まれる．

### ■タカラベルモント社製 EX-SD7

#### ❶特徴
通常の電動昇降ベッドに背もたれ角度調節機構（水平～70°）が付加されている（図2-1）．

#### ❷適応体位
左側臥位・半座位での検査が可能である．下肢が伸展位になるため，座位での検査を行うにはやや無理がある．

#### ❸使用法
半座位で行う場合，下肢が伸展し上半身がすべり落ちそうな感覚がするため，膝下にクッションを挿入して膝関節を少し曲げると安定する（図2-2）．経口内視鏡，下部内視鏡および腹部超音波検査にも使用することができるため検査室が1つしかとれない小規模施設に適した検査台である．

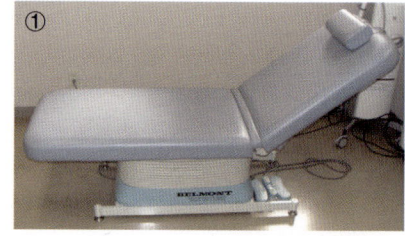

図2-1　タカラベルモント社製 EX-SD7

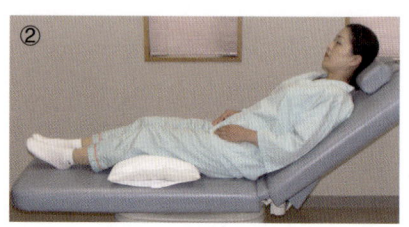

図2-2　半座位での検査姿勢
膝下にクッションを入れると姿勢が安定する

### ■パラマウントベッド社製 KA-8210

#### ❶特徴
座位から水平位まで変化可能なリクライニングチェアである（図2-3）．

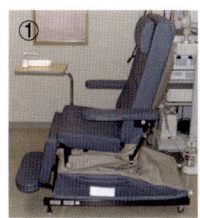

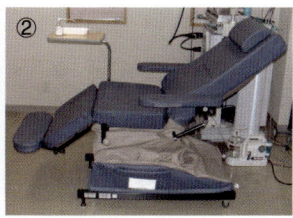

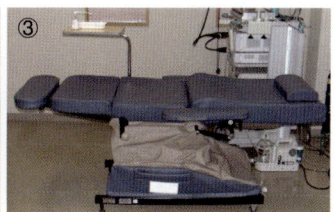

**図 2-3　パラマウントベッド社製 KA-8210**
①座位，②半座位，③水平位

半座位での経鼻内視鏡に適している．
### ❷適応体位
　半座位・座位での検査が可能である．左側臥位での検査も可能であるが，水平位では腰部の位置にわずかな隆起ができるため，通常の検査台を使用したほうがよい．
### ❸使用法
　半座位では，座面が水平に近く座り心地が悪いため，膝下にクッションを入れると安定する（**図 2-4**）．右側の手台を

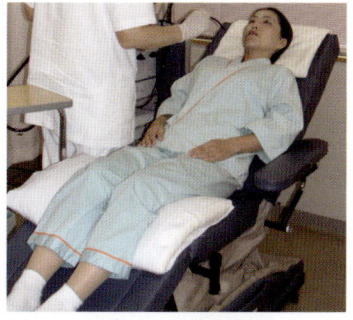

**図 2-4　半座位での検査姿勢**
膝下にクッションを入れると姿勢が安定する

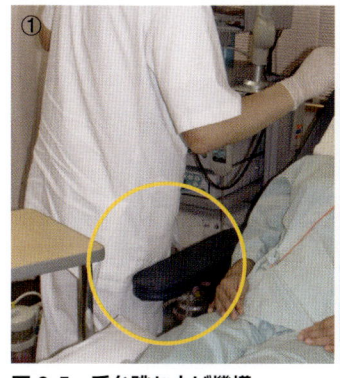

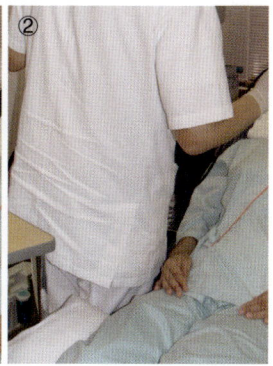

**図 2-5　手台跳ね上げ機構**
①手台を降ろした状態：被検者との間に距離ができて検査しにくい，②手台を跳ね上げた状態：被検者の右側に近づくことができる

降ろした位置では被検者に近寄りにくいため，検査中は右側の手台を跳ね上げることで検査医が被検者の右側に接近することができる（図2-5）．

■ タカラベルモント社製 RL-EFRH
❶特徴

　座位から水平位まで変化可能なリクライニングチェアである（図2-6①）．左側手台を外し水平にすると左側臥位での経鼻内視鏡も可能である（図2-6②）．回転機能もあり狭いスペースでも使用できるので，内視鏡健診車で使用されている．

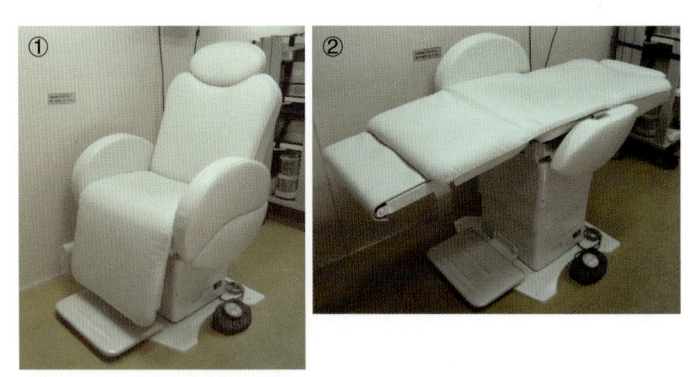

図2-6　タカラベルモント社製 RL-EFRH
①座位，②水平位

❷適応体位

　すべての体位（左側臥位・半座位・座位）での検査が可能である．

❸使用法

　左側臥位では，検査医側の手台を取り外して検査を行う．半座位・座位では，手台を付けた状態で行う．水平位での最高上昇位置がやや低く，身長の高い検査医には外鼻孔の位置が低くなり検査しにくい．

## ⓒ被検者用サブモニター

- 患者にやさしい経鼻内視鏡にとって，被検者用サブモニターは必須である．
- サブモニターの設置により，経鼻内視鏡のメリットを生かすことができる．

### ■被検者用サブモニターの重要性

　被検者用サブモニターを設置すると，検査医と被検者が内視鏡画像を共有することができる．経鼻内視鏡では鎮静薬を使用しないため被検者の意識は清明であり，検査医はリアルタイムで検査所見を被検者に説明することができる．さらに，被検者は検査中に話ができるため，検査を受けながら質問することも可能である．このように被検者用サブモニターを設置することで説得力のある検査を実現することができる．また，被検者の注意がモニター画面に向けられると，咽頭から意識が離れ咽頭不快感が軽減する．患者にやさしい経鼻内視鏡を目指すためには，被検者用サブモニターの設置は必須である．

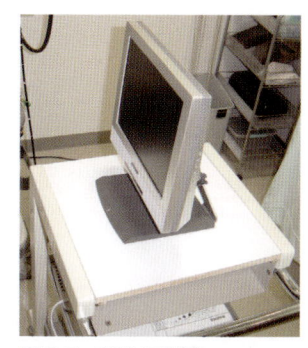

図2-7　架台に設置

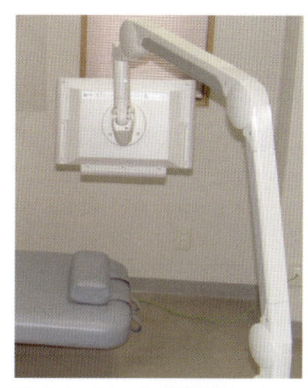

図2-8　アーム式液晶モニター

### ■左側臥位でのサブモニター

　被検者用サブモニターは高画質である必要はなく，市販の液晶テレビで十分である．液晶テレビを架台や付属のフロアスタンドに設

置し，被検者の目線の高さに調節する（図 2-7）．アーム式液晶モニター（ナナオ，FlexView® 21A）を専用の移動式フロアスタンドに設置するとベッドから離して設置することができるため検査の支障とならない（図 2-8）．

### ■半座位でのサブモニター

半座位では被検者の頭上にモニターを吊り下げるように設置しなければならない．前記アーム式液晶モニターで設置することは可能であるが，検査室が狭いときは内視鏡カートに直接連結可能なアーム式液晶モニター（ナナオ，FlexView® 81A）を使用するとよい（図 2-9）．

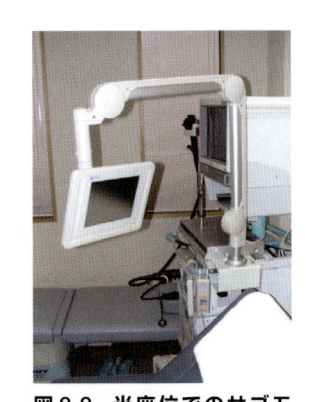

**図 2-9 半座位でのサブモニター**
内視鏡カートに直接連結すると場所をとらない

## D モニタリング装置

- 経鼻内視鏡では，被検者自身が最高のモニタリング装置である．
- 緊張が強い人，嘔吐反射が強い人および合併症を持つ人が被検者となることが多いため，モニタリング設備は必要である．

### ■経鼻内視鏡におけるモニタリング

　経鼻内視鏡では，被検者自身が体調を伝えることができるため，被検者自身が最高のモニタリング装置である．そのため，検査前のバイタルサインが正常で合併症のない被検者では，検査中のモニタリングの必要性は低い．しかし，経鼻内視鏡では，経口内視鏡で非常に辛い経験をされた人，緊張・嘔吐反射が強い人，および何らかの合併症を持つ人が被検者となること多い．そのため，経鼻内視鏡のみを行う施設であってもモニタリング設備は必要である．

## ■モニタリング装置

　モニタリング装置には，血圧・脈拍・酸素飽和度を自動測定できる機能が必要である．循環器疾患を持つ被検者では，心電図もモニタリングすることが望ましい．モニタリング装置OPV-1510（日本光電製）は，無線で心電図を受信できるため，検査中心電図コードがじゃまにならず使いやすい（図2-10）．

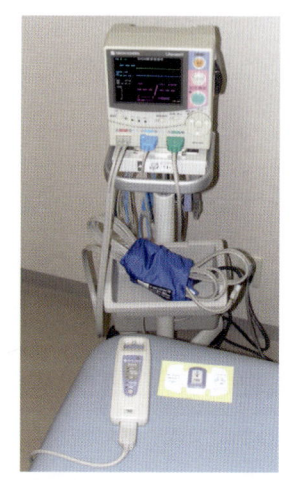

**図2-10　モニタリング装置（日本光電社，OPV-1510）**
心電図が無線で受信できる

# E 快適な検査環境

> □ 経鼻内視鏡に限らず，快適な検査環境をつくることが大切である．
> □ 検査医・スタッフの明るく親切な対応が重要である．

　経鼻内視鏡に限らず，被検者は内視鏡検査に対して強いストレスを感じている．被検者の不安や緊張を少しでも和らげる検査環境をつくることが大切である．無機質になりやすい検査室を明るく温かい雰囲気になるように工夫する．気持ちが落ち着くような植物・写真・絵画などを設置し，リラックスできるBGMを流す．さらに，検査医をはじめとする内視鏡室スタッフの明るく親切な対応が重要である．

# 3 検査日までの準備

## Ⓐ 鼻腔のチェック

- ☐ 事前に被検者の鼻腔を必ずチェックする．
- ☐ 鼻疾患の有無，経鼻挿入の可能性および挿入すべき鼻腔を事前に確認する．
- ☐ 通気性とスコープの挿入しやすさは，必ずしも一致しない．
- ☐ 中鼻ルートが，第一選択ルートである．

### ■鼻疾患のチェック

鼻疾患の既往，習慣的な鼻出血の有無について問診する．鼻疾患の既往がなくても，現在の鼻の状態について問診する．

#### ■アレルギー性鼻炎
##### ❶花粉症

花粉シーズンである 2～5 月は，花粉症の被検者が急増する．花粉症患者の鼻粘膜は著明に腫脹し，鼻腔は極めて狭くなる．しかし，プリビナ噴霧により鼻粘膜の腫脹は驚くほど改善するため，本来の鼻腔が狭くない限り経鼻挿入は可能である（図 3-1 ①②）．花粉症の被検者に対しては，とくに確実な前処置を心掛けることが重要である．ただし，花粉シーズン末期である 5～6 月は，鼻炎が慢性化しプリビナの効果が弱まるので注意を要する．検査時期を選べるのであれば，花粉症の被検者の経鼻内視鏡は，花粉シーズンをはずして行うべきである．

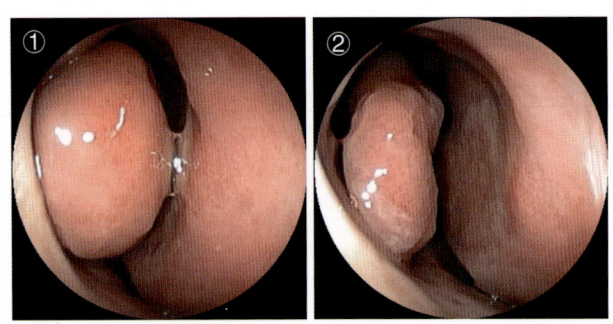

**図 3-1 花粉症の鼻粘膜**
①著明に腫脹した鼻粘膜，②プリビナ噴霧 15 分後

### ❷通年性のアレルギー性鼻炎
　通年性のアレルギー性鼻炎では，慢性炎症のためプリビナによる鼻腔拡張効果が弱く鼻腔挿入できないことがある．鼻腔試通スティック（29 頁参照）を用いて経鼻挿入の可能性を事前に評価しておく必要がある．

### ❸前処置での注意
　アレルギー性鼻炎の被検者は，鼻腔麻酔においてビスカスを鼻腔に注入すると鼻痛（しみる感覚）を訴えることが多い．そのため，ビスカス注入前に「この麻酔薬のゼリーを鼻腔に注入します．まれに薬がしみて痛く感じることがあります」と被検者に確認しておいたほうがよい．

### ■慢性副鼻腔炎
　慢性副鼻腔炎は経鼻内視鏡の障害になることは少なく，急性増悪期を除けば経鼻内視鏡は可能である．慢性副鼻腔炎には鼻茸を合併することがあり注意を要する．挿入ルートに鼻茸が存在する場合は，鼻茸をよけながらスコープを進める．スコープが鼻腔を通過すれば，通常どおり経鼻内視鏡は可能である．ただし，いつも以上に丁寧なスコープ操作，潤滑剤の早めの追加を心がけて検査を行う．検査後に副鼻腔炎の増悪の可能性があれば，念のため抗生物質を処方する．

### ■鼻中隔彎曲症
　鼻中隔彎曲症では，一側の鼻腔は狭いが対側の鼻腔は広いことが多い．挿

入鼻腔を適切に選択すれば，鼻中隔彎曲症が経鼻挿入の障害になることは少ない．

■**鼻腔手術の既往**

鼻腔手術の既往がある場合，露出血管の有無・鼻腔の変形を確認しながら慎重にスコープを進める．出血のリスクが高いと判断したときは，無理をせず中止すべきである．

## ■経鼻挿入の可能性の評価

経鼻内視鏡の被検者は苦痛の少ない内視鏡を期待しているため，経鼻挿入できないときの失望は大きい．特に，実際に検査が始まってから挿入困難と判明した場合，被検者の落胆と不安は検査医が想像する以上に大きなものである．そのため，初めて経鼻内視鏡を受ける被検者に対しては，経鼻挿入の可能性を事前に確認すべきである．

■**鼻腔試通スティック**

現在，経鼻挿入の可能性を評価するための器具は製品化されていない．筆者は，自作の鼻腔試通スティック（以下，試通スティック）を使用して鼻腔の事前チェックを行っている（図3-2①）．

❶使用目的

・経鼻挿入の可能性の確認
・挿入鼻腔の選択

❷素材：シリコーン製

❸構造

・挿入部：外径5 mmのスティックで長軸方向は適度なしなやかさを持ち，短軸方向は圧迫変形しない硬度を持つ．鼻腔挿入時の鼻痛を軽減するため先端は半球状となっている（図3-2②～④）．
・把持部：指先で把持しやすい外径10 mmの円柱形である．

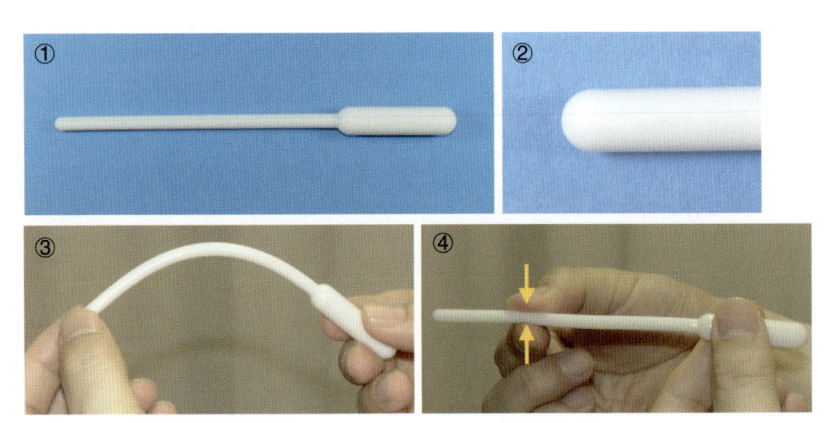

**図 3-2　鼻腔試通スティック**
①外観，②先端部，③長軸方向の柔軟性，④短軸方向の固さ

## ❹使用法

・挿入部に潤滑剤（または，キシロカインゼリー）を十分に塗布し，鼻腔に挿入する（図 3-3）．
・無麻酔の鼻腔に挿入するため鼻痛を誘発しないように十分に注意する．

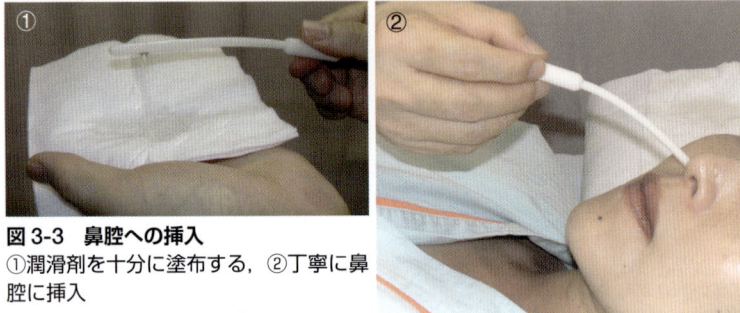

**図 3-3　鼻腔への挿入**
①潤滑剤を十分に塗布する，②丁寧に鼻腔に挿入

## ❺代用品

　14 F 初・前処置スティック（図 3-4）は，挿入部が比較的硬く変形しにくいため試通スティックの代わりに使用することができる．新・前処置スティックやネ

ラトンカテーテルは軟らかく鼻腔狭窄部をつぶれながら通過するため，鼻腔の通過性を正確に評価することはできない．

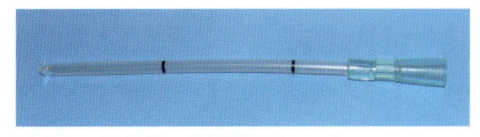

図3-4　14 F 初・前処置スティック

■**経鼻挿入の可能性の評価**

　試通スティックが両側の鼻腔ともに挿入できないとき，経鼻挿入不可能と判定し，経鼻内視鏡以外の方法を提案する．

　「経鼻挿入の可能性の評価」と「挿入鼻腔の選択」は，試通スティックを用いた一連の手順を通して行われる．

## ■挿入鼻腔の選択
■**挿入鼻腔の事前決定**

　経鼻内視鏡では，挿入すべき鼻腔を事前に決めておくべきである．挿入鼻腔が決まっていれば，挿入鼻腔のみ麻酔すればよく，両側の鼻腔を麻酔するという不合理な前処置をしなくてすむ．また，初めから一方を挿入鼻腔と決めてしまう施設もあるが，挿入した側が狭いほうの鼻腔である場合，挿入可能であっても鼻痛・鼻出血のリスクが高くなる．もし挿入できなければ，挿入鼻腔を変更しなければならず，被検者に無用の苦痛と不安を与えてしまう．

■**通気性と挿入性**

　挿入鼻腔とは，スコープが通過しやすいほうの鼻腔である．スコープの通過しやすさと鼻腔の通気性のよさの間には，ある程度の相関はあるが一致しないケースもある．スコープの通過しやすさは，鼻腔の断面積だけで決まるのではなく，鼻甲介・鼻中隔などの形や位置関係によっても影響される．

　現在，挿入鼻腔を選択する方法として，通気性を評価する方法（自己申告法・鼻息鏡法）・鼻鏡を使って直接視認する方法が報告されている．しかし，最も確実な推定法は，スコープに類似した円柱状スティックを実際に鼻腔に通す方法である（32頁参照）．

■**挿入鼻腔選択の条件**

　スコープの挿入ルートの中で，中鼻ルートの鼻痛発生頻度が最も低いた

め，中鼻ルートを第一選択ルートとすべきである（72頁参照）．そこで，挿入鼻腔選択の基本原則は次のようになる．なお，試通スティックの挿入角度により，中鼻ルートと他の2ルートとを鑑別することが可能である．

(1) 両側の鼻腔とも中鼻ルートに挿入可 ➡ スムーズに挿入できるほうの鼻腔
(2) 左（右）のみ中鼻ルートに挿入可 ➡ 左（右）
(3) 両側の鼻腔とも中鼻ルートに挿入不可 ➡ 下鼻（中間）ルートにスムーズに挿入できるほうの鼻腔

■ 挿入鼻腔選択の手順

試痛スティックを用いて，鼻腔挿入の可能性を判定し，挿入鼻腔を決定する手順について説明する．

### 研究室-1　挿入鼻腔を決める方法

現在，挿入鼻腔を決める方法として，3つの方法が報告されている．

(1) 被検者自身に片方の外鼻孔を塞いで他方の外鼻孔から息を吐いてもらい通気性のよい鼻腔を決めてもらう方法（自己申告法）
(2) 鼻息鏡を使う方法（鼻息鏡法，図3-5）
(3) 鼻鏡を使って直接鼻腔を観察して挿入ルートが広いほうの鼻腔を確認する方法（鼻鏡視認法，図3-6）

これらの方法に加え，筆者が行っている

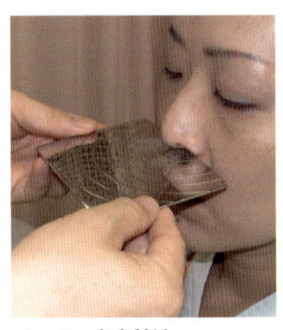

図3-5　鼻息鏡法

(4) 試通スティックを使用する方法（試通スティック法）

を加えた4つの方法の中で，挿入鼻腔判定の精度を比較検討した．
❶ **対象**：経鼻内視鏡の被検者100人
❷ **使用スコープ**：EG-530N2，EG-530NP

(1)両側の鼻腔にプリビナ点鼻液を噴霧する.
(2)10〜15分後,試通スティックに潤滑剤(または,キシロカインゼリー)を塗布し,通気性のよい鼻腔に挿入する.ここでは,左鼻腔の通気がよいものとして説明する.
(3)左鼻腔の中鼻ルートに挿入を試みる.中鼻ルートにスムーズに挿入できれば,左を挿入鼻腔とする.
(4)中鼻ルートに挿入できない,あるいは挿入できるが抵抗がある場合は,下鼻ルートに挿入を試みる.下鼻ルートへの挿入性を確認後,右鼻腔に移る.
(5)右鼻腔の中鼻ルートに挿入を試みる.右鼻腔の中鼻ルートがスムーズに挿入できれば,右を挿入鼻腔とする.
(6)両側の中鼻ルート挿入が不可能な場合,下鼻ルートがスムーズに挿入できるほうを挿入鼻腔とする.
(7)両側の鼻腔に挿入できない場合は,経鼻内視鏡は不可能と判定する.

❸**方法**:検査前に各方法で挿入鼻腔を判定した.両側鼻腔を麻酔し,検査時に両側鼻腔にスコープを実際に挿入し,挿入しやすい鼻腔を確認した.4つの推定法と実際の結果との一致率を検討した.ただし,両側の鼻腔が同程度に挿入しやすい場合は,左右どちらであっても判定は正しいとした.

❹**結果**:

各判定法と実際にスコープを挿入して確認した鼻腔側との一致率を比較した.

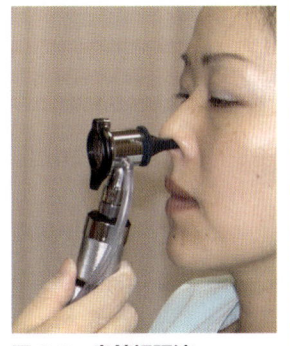

**図3-6 鼻鏡視認法**

| (1)自己申告法 | 76% | (2)鼻息鏡法 | 78% |
| --- | --- | --- | --- |
| (3)鼻鏡視認法 | 74% | (4)試通スティック法 | 98% |

❺**結論**:

挿入すべき鼻腔を選択する方法として,最も有効な方法は試通スティック法である.自己申告法・鼻息鏡法・鼻鏡視認法では,4人に1人の割合で挿入しにくい鼻腔を選択することになる.

# Ⓑインフォームドコンセント

> ☐ 経口内視鏡との相違点，特有な偶発症（鼻痛・鼻出血）について説明する．
> ☐ 各施設のオリジナルデータを提示して具体的に説明する．

## ■経鼻内視鏡のインフォームドコンセント

　経鼻内視鏡に限らず，何らかの医療行為を行うにはインフォームドコンセント（informed consent；以下 IC）が必要である．経鼻内視鏡の IC では，経口内視鏡との相違点・特有な偶発症（鼻痛・鼻出血）について説明する．経口と経鼻の両方の検査が可能な施設では，両者の違いを説明し被検者自身に選択してもらう．また，経鼻挿入が不可能な場合の対応（検査中止または経口に変更）について事前に決めておくと当日のトラブルを回避できる．

### ■上部内視鏡検査の IC

　上部内視鏡検査として，検査の必要性・検査法・偶発症の発生および対処法などを説明する．（上部内視鏡に共通する事項の IC は，消化器内視鏡ガイドラインなどの内視鏡専門書を参考のこと．）

### ■経鼻内視鏡で追加すべき IC

　経鼻内視鏡に特有な事項を追加説明する．自分の施設におけるオリジナルデータを用いて具体的に説明する．

#### ❶特有な偶発症

　経鼻内視鏡に特有な偶発症である鼻痛・鼻出血について，その発生頻度を説明する．

#### ❷経口内視鏡との相違点

　経口内視鏡との相違点について説明する．

(1) 検査中の嘔吐反射が少ない．
(2) 検査中にしゃべることができるので，検査医と会話をしながら検査を受けることができる．
(3) 経鼻用スコープは，高画質な経口用スコープに比べて画質が若干劣る．しかし，早期癌の発見率に差はない．
(4) 病変を発見しても生検が困難な場合がある．その場合，経口内視鏡で再検査を行わなければならない．
(5) 内視鏡による処置・治療はできない．

### ■確認事項

現在，経鼻内視鏡は苦痛の少ない検査法として多くの人に知られるようになった．経鼻内視鏡を希望して来院する被検者の中には，経鼻内視鏡はいっさい苦痛がない検査であると誤解している人が少なくない．そのため，検査時のトラブルを回避するため以下の事項を確認しておくべきである．

(1) 経鼻内視鏡は，経口内視鏡に比べて楽であるが苦痛がまったくないわけではない．
(2) 経口内視鏡よりは少ないが，嘔吐反射が起きることがある．
(3) まれに経鼻挿入できないことがある．そのときの対応（検査中止，または経口に変更）を事前に決めておく．

## ■説明書・同意書の一例

筆者が使用している説明書と同意書を紹介する（図3-7, 8）．各施設の実情にあったものを作製してほしい．

## 経鼻内視鏡検査（鼻から挿入する胃カメラ）の説明書

### 1．検査の目的
　食道，胃，十二指腸に治療すべき病気（がん，潰瘍，炎症，ポリープなど）の有無を内視鏡を使って調べます．

### 2．検査内容
　鼻から内視鏡（胃カメラ）を挿入して，食道，胃，十二指腸の内面を観察します．病変があれば鉗子（小さなハサミ）で組織を採取して，顕微鏡検査で病気を診断します．

### 3．偶発症
　検査に伴う偶発症には次のようなものがあります．
　　① ノド，食道，胃および十二指腸の損傷や出血．
　　② 薬剤（麻酔薬，鎮痙薬など）によるアレルギー．
　　③ 咽頭および腹部の痛みや不快感．
　偶発症の頻度は全国的には0.007%，死亡率は0.00045%と報告されています（2000年，消化器内視鏡学会）．当院では年間約＿＿＿＿＿件の経鼻内視鏡検査を行っておりますが，入院が必要となる重症な偶発症は現在まで1件もありません．
　当然ですが，偶発症が起きないように細心の注意を払って検査を行います．万一，緊急事態が生じた場合には，最善の方法で対処致します．

### 4．経鼻内視鏡に特有な偶発症
　鼻から内視鏡を挿入するので鼻痛と鼻出血が起こることがあります．当院での発生頻度は，鼻痛＿＿＿＿＿%，鼻出血＿＿＿＿＿%です．いずれも軽症であり，耳鼻科的な処置を必要とするものはありません．

### 5．経鼻挿入ができないときの対応
　鼻炎などによって鼻腔が狭いときや，挿入時に鼻出血がおこったときに，カメラが鼻から挿入できないことがあります．当院での鼻から挿入できない頻度は＿＿＿＿＿%です．この場合，口からの胃カメラに切り替えるか，検査を中止しなければなりません．

　　　　　　　　　　　　　　　　　　＿＿＿＿＿＿＿病院　医師＿＿＿＿＿＿＿

**図 3-7　経鼻内視鏡検査の説明書**

# 経鼻内視鏡検査の同意書

　経鼻内視鏡検査（鼻から挿入する胃カメラ）の内容・偶発症について，医師から説明を受け十分に理解しました．検査が必要であると判断いたしましたので，＿＿＿＿＿病院で経鼻内視鏡を受けることに同意いたします．

＊　当日，鼻から挿入できない場合，以下の対応を希望します．
　　（どちらかに✔して下さい．）

　　□　経口内視鏡（口からの胃カメラ）に変更します．
　　□　検査を中止します．

　　　　年　　　月　　　日

　　　住　所 ＿＿＿＿＿＿＿＿＿＿＿＿＿＿＿＿＿＿＿

　　　氏　名 ＿＿＿＿＿＿＿＿＿＿＿＿＿＿

図 3-8　経鼻内視鏡検査の同意書

## ◉検査前日，当日の注意

> ☐ 検査時間が午前の遅い場合や午後からの場合は，空腹・脱水の対策が必要である．
> ☐ 被検者のニーズにあわせて，午後も検査できる体制をつくることが望ましい．

### ■検査前日までの注意

　検査前日までの注意事項は，経口内視鏡と同様である．また，鼻疾患以外の合併症を有する患者・抗血栓療法中の患者に対する注意点も，経口内視鏡と同様である．（詳細は，内視鏡ガイドライン・内視鏡専門書を参考のこと．）

### ■検査前夜・当日の注意

　検査数の多い施設では，午前の検査が昼近くになることがある．検査の順番が遅い被検者は，朝から絶食となるため空腹・口渇に耐えなければならない．特に高齢者や合併症のある被検者では脱水傾向になりやすく，検査中に血圧低下などの循環器系の異常をきたすことがある．そのため，検査に支障がない範囲で，水分・電解質・糖質を補給すべきである．

#### ■食事について

**❶前日の夕食**

　前日の夕食は，午後9時までに済ませてもらう．夕食後は，水分（アルコールを除く）を多く飲んでもらう．

**❷検査日の朝食**

　検査当日の朝食は禁止し，水分補給は検査予定の1時間30分前まで可能とする．水分はミネラルウォーターまたはイオン飲料のみ可能とする．お茶は胃内に茶渋が残ることがあるため不適切である．

検査予定時間が午前10時を過ぎる場合は，空腹感を軽減するため起床後に（午前7時まで）市販のゼリー飲料（ウイダー in ゼリー・エネルギーイン®）（図3-9）を1袋飲んでもらう．1袋分のゼリー飲料は，通常2時間で胃から排泄される．

■内服薬

原則として，当日朝の内服薬は控えてもらう．しかし，休薬することで体調が悪くなると予測される場合は，早朝にコップ1杯の水分で内服してもらう．

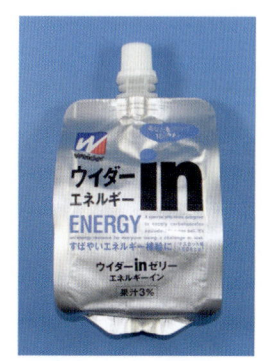

図3-9　ゼリー飲料

## ■午後の検査

午後の検査を希望する被検者のために，午後も経鼻内視鏡ができる体制を整えることが望ましい．午後から行う経鼻内視鏡では，早めに朝食をとってもらい昼食は禁止とする．パン食は胃からの排泄が早く，検査当日の朝食に適する．検査開始2時間以上前に，ゼリー飲料を1袋飲んでもらう．朝の内服薬はいつもどおり内服し，昼の内服薬は控えてもらう．

参考に筆者が使用している経鼻内視鏡の説明書を示す（図3-10～12）．各施設の実情に合わせて最善の前準備法を作製してほしい．

## 胃内視鏡検査について

○ 検査日：　　　年　　月　　日（　）

○ 午前　9時00分までに来院して下さい．

**＜ご注意＞**

1. 検査前日の夕食
① 油の多い食べ物やアルコールは取らないで下さい．
② 夕食は午後9時までに済ませて下さい．食後は，水分（お茶，イオン飲料，ジュースなど）を多く飲んで下さい．

2. 検査当日の朝
① 朝食は，取らないで下さい．
② <u>午前7時00分までに，水・イオン飲料をコップ2杯以上飲んで下さい．お茶は飲まないで下さい．</u> ← 来院の2時間前
③ 朝の薬は，内服しないで下さい．

**＜ご質問＞** 該当する項目に✔して下さい．

1. 胃カメラを受けたことがありますか．
   □ ない（今回が始めて）
   □ ある ⇒ 口からの胃カメラ（　　　）回，鼻からの胃カメラ（　　　）回
2. 鼻の病気をしたことがありますか．
   □ ない
   □ ある ⇒ 病名（　　　　　　　　　）
3. 鼻血が出やすいですか．
   □ いいえ　　□ はい
4. 現在，治療している病気はありますか．
   □ いいえ　　□ はい
5. 治療している病気がある場合は，病名を教えて下さい．
   □ 心臓病　　□ 高血圧　　□ 緑内障　　□ 前立腺肥大症
   その他（　　　　　　　　　　　　　　　　　　　）
6. 飲んでいる薬があればお書き下さい．
   （　　　　　　　　　　　　　　　　　　　　　　）
7. 薬のアレルギーがありますか．
   □ いいえ　　□ はい ⇒ 薬剤名（　　　　　　　　　）
8. 麻酔薬のアレルギーがありますか．
   □ いいえ　　□ はい

図 3-10　午前10時までに検査を行う場合の説明書

## 胃内視鏡検査について

○ 検査日：　　　年　　月　　日（　　）

○ 午前１１時００分までに来院して下さい．

### ＜ご注意＞

**１．検査前日の夕食**
① 油の多い食べ物やアルコールは取らないで下さい．
② 夕食は午後9時までに済ませて下さい．食後は，水分（お茶，イオン飲料，ジュースなど）を多く飲んで下さい．

**２．検査当日の朝**
① 朝食は，取らないで下さい．
② 午前7時００分までにゼリー飲料を１袋飲んで下さい．　←　来院の３時間前
③ 水，イオン飲料は，午前9時まで飲んで結構です．お茶は飲まないで下さい．
③ 朝の薬は，内服しないで下さい．

### ＜ご質問＞ 該当する項目に✔して下さい．

1．胃カメラを受けたことがありますか．
　□ ない（今回が始めて）
　□ ある ⇒ 口からの胃カメラ（　　　）回，鼻からの胃カメラ（　　　）回
2．鼻の病気をしたことがありますか．
　□ ない
　□ ある ⇒ 病名（　　　　　　　　　　　）
3．鼻血が出やすいですか．
　□ いいえ　　□ はい
4．現在，治療している病気はありますか．
　□ いいえ　　□ はい
5．治療している病気がある場合は，病名を教えて下さい．
　□ 心臓病　　□ 高血圧　　□ 緑内障　　□ 前立腺肥大症
　その他（　　　　　　　　　　　　　　　　　　　　　　）
6．飲んでいる薬があればお書き下さい．
　（　　　　　　　　　　　　　　　　　　　　　　　　　）
7．薬のアレルギーがありますか．
　□ いいえ　　□ はい ⇒ 薬剤名（　　　　　　　　　　）
8．麻酔薬のアレルギーがありますか．
　□ いいえ　　□ はい

**図 3-11　午前 10 時以降に行う場合の説明書**

## 胃内視鏡検査について

○ 検査日：　　　年　　月　　日（　）

○ 午後　2時00分までに来院して下さい．

### ＜ご注意＞

1．検査前日の夕食
① 油の多い食べ物やアルコールは取らないで下さい．
② 食後は，水分（お茶，イオン飲料，ジュースなど）を多く飲んで下さい．

2．検査当日の朝食
① 朝食は，パン食として下さい．野菜，肉，海藻などの消化の悪い食品は取らないで下さい．

3．朝食後
② 午前11時00分までにゼリー飲料を1袋飲んで下さい．　←　来院の3時間前
③ 水・イオン飲料は，午後0時まで飲んで結構です．お茶は飲まないで下さい．　←　来院の2時間前
③ 朝の薬は，内服しないで下さい．

### ＜ご質問＞　該当する項目に✓して下さい．

1．胃カメラを受けたことがありますか．
　　□ ない（今回が始めて）
　　□ ある ⇒ 口からの胃カメラ（　　　）回，鼻からの胃カメラ（　　　）回
2．鼻の病気をしたことがありますか．
　　□ ない
　　□ ある ⇒ 病名（　　　　　　　　　）
3．鼻血が出やすいですか．
　　□ いいえ　　□ はい
4．現在，治療している病気はありますか．
　　□ いいえ　　□ はい
5．治療している病気がある場合は，病名を教えて下さい．
　　□ 心臓病　　□ 高血圧　　□ 緑内障　　□ 前立腺肥大症
　　その他（　　　　　　　　　　　　　　　　　　　　）
6．飲んでいる薬があればお書き下さい．
　　（　　　　　　　　　　　　　　　　　　　　　　　）
7．薬のアレルギーがありますか．
　　□ いいえ　　□ はい ⇒ 薬剤名（　　　　　　　　　）
8．麻酔薬のアレルギーがありますか．
　　□ いいえ　　□ はい

図3-12　午後2時以降に行う場合の説明書

# 4 経鼻内視鏡の前処置 DVD—3

## Ⓐ 前処置のポイント

- □ 苦痛の少ない経鼻内視鏡を実現するために，前処置は非常に重要である．
- □ 前処置の効率化を求めず，手間と時間がかかっても丁寧な前処置を心掛ける．
- □ 前処置自体の苦痛・不快感も最少に抑える．

### ■経鼻内視鏡の前処置

　経鼻内視鏡の前処置は，経口内視鏡に比べて手間と時間がかかる．そのため，検査数が多い施設では，前処置の単純化・簡略化を求めたくなることはよく理解できる．しかし，前処置の効率化を求めると，不十分な鼻腔麻酔となり経鼻内視鏡の基本理念に反する結果を招いてしまう．苦痛の少ない経鼻内視鏡を実現するためには，手間と時間がかかっても丁寧で確実な前処置を行わなければならない．また，前処置自体の苦痛・不快感も最少に抑えなければならない．

### ■前処置の流れ

　経鼻内視鏡の前処置は，複数の処置の積み重ねである．まず，前処置の一連の流れを把握することが重要である．

(1) ガスコン溶液の内服（来院時）
(2) プリビナの鼻腔噴霧（検査開始前 15 分）
(3) ビスカスによる鼻腔予備麻酔（検査前 5 分）
(4) スティック法による鼻腔麻酔（検査前 3 分）
(5) 外鼻孔の準備：外鼻孔を清拭しノーズピースを装着する（検査直前）

# Ⓑ ガスコン溶液の内服

- 胃内粘液の粘稠度を下げるため，水の量を 150〜200 ml と多くする．
- 粘液分解薬は，必ず併用する．

## ■ ガスコン溶液の作製

　ガスコン溶液の内服は，経口内視鏡と同様である．その目的は胃内の有泡性粘液を除去して観察しやすくするためである．経鼻用スコープは，鉗子口が 2.0 mm と狭いため，粘稠な胃粘液や胃内に流れ落ちたビスカスを吸引するのに時間がかかる．そのため，経鼻内視鏡では加える水の量を 150〜200 ml と多くすると胃内粘液の粘稠度が下がり，吸引のロスタイムを減らすことができる．

## ■ 粘液分解薬の併用

　ガスコン溶液に粘液分解薬（プロナーゼ MS®；以下プロナーゼ）を必ず併用する．プロナーゼを併用することで胃粘液が分解され，粘膜表面の繊細な観察が可能になる．また，色素を撒布した際，色素が粘液に吸収されないので粘膜が鮮やかに染色される．経鼻内視鏡は画質面での弱点があり，プロナーゼは必ず併用すべきである．ガスコン溶液にプロナーゼ 1 包，炭酸水素ナトリウム（重曹）1 g を加えてよく溶解する．プロナーゼ効果発現には

15分以上を要するため，ガスコン・プロナーゼ溶液（以下，G＋P溶液）は来院時に内服してもらう．

## ■G＋P溶液の内服

　G＋P溶液は味がよいとは言えず，飲みにくさを訴える被検者が少なくない．G＋P溶液を飲みやすくするため，筆者は水の代わりにイオン飲料（ポカリスエット®）を使用している．少し冷やしたイオン飲料で溶解するとガスコン・プロナーゼの味が薄まり飲みやすくなる．グルコースも含まれるためわずかではあるが空腹感を減らすことができる．イオン飲料を水の代わりに使用しても，G＋P溶液の薬理作用は変化しない．ただし，健診や人間ドックで当日に血液検査も行う場合は，血糖値が変化する可能性があり水を使用する．

## ■内服後の体位変換

　G＋P溶液内服後，胃内に広く撹拌させるため，体位変換を行う．筆者は，座位でガスコン溶液を内服した後，左側臥位 → 仰臥位と体位変換し，最後にガスコン溶液を十二指腸へ排泄させるため右側臥位としている．

# ⓒプリビナの鼻腔噴霧

> □ 経鼻内視鏡の前処置において，プリビナの鼻腔噴霧は必須である．
> □ プリビナ噴霧により鼻腔は拡大し，スコープの鼻腔通過が容易になる．

## ■プリビナの作用

　プリビナの鼻粘膜に対する作用は，鼻粘膜の収縮・麻酔効果の維持・鼻出血の予防などである．特に鼻粘膜の収縮作用により鼻腔が拡がり，スコープの鼻腔通過が容易となる．そのため，経鼻内視鏡の前処置においてプリビナ

の鼻腔噴霧は必須である．

　プリビナの鼻腔噴霧により，鼻腔は著明に拡大する（**図 4-1**）．この効果は噴霧後 15 分でピークとなるため，プリビナ噴霧は検査開始 15 分以上前に行わなければならない．検査中の呼吸が少しでも楽になるように，挿入側のみでなく両側の鼻腔にプリビナを噴霧する．

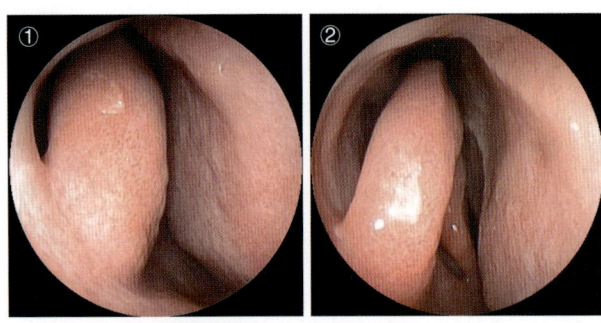

**図 4-1　プリビナ鼻腔噴霧による鼻腔の変化**
①噴霧前，②噴霧後 15 分

## ■噴霧方法

　筆者は，鼻鏡と医研式スプレーを組み合わせてプリビナを両側の鼻腔にそれぞれ 2 回ずつ噴霧している（**図 4-2** ①②）．この噴霧法では，ノズル先端が滅菌した鼻鏡の間に位置し鼻前庭に接触しないため，噴霧後ノズル先端をアルコール綿で拭くだけで感染症の問題はない．また，鼻鏡で外鼻孔を拡げるため中鼻甲介から鼻腔底まで確実に噴霧することができる．

　ジャクソン式スプレーまたは硝子スプレーで鼻腔噴霧を行う施設がある．その方法では，ノズル先端を鼻前庭にある程度挿入しなければ確実に鼻腔に噴霧することはできない．ノズルを複数の被検者に連続して使用と感染症の問題が生じる．感染症対策として，ジャクソン式スプレーのノズル先端に約 3 cm にカットしたネラトンカテーテルを装着して被検者ごとに交換する方法がある．この方法は感染症対策としてはよいが，噴霧した薬液がカテーテ

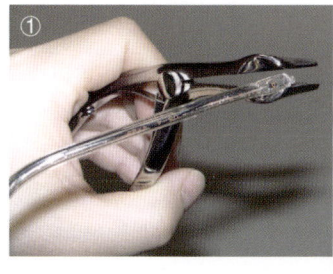

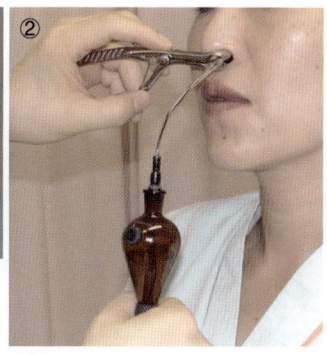

**図4-2 鼻鏡と医研式スプレーでの噴霧**
①鼻鏡・医研式スプレーの組み合わせ，②噴霧風景

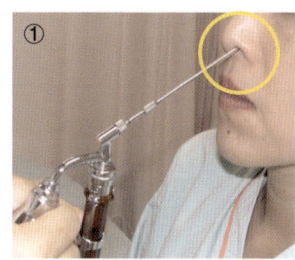

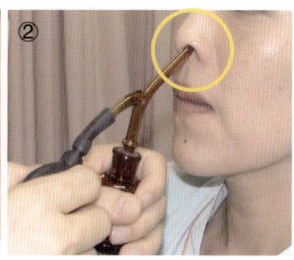

**図4-3 感染症上問題となる鼻腔噴霧**
①ジャクソン式スプレーでの噴霧，②硝子スプレーでの噴霧

ル内で液状化し噴霧機能が低下してしまう（**図4-3**①②）．

　プリビナを噴霧せずに点鼻する施設もある．しかし，点鼻では中鼻甲介から鼻腔底の広い範囲にプリビナ液を浸潤させることは難しい．

## 🅓 鼻腔麻酔

- 経鼻内視鏡の前処置で，鼻腔麻酔は最も重要な処置である．
- 鼻腔麻酔のポイントは，挿入ルートを最少の麻酔薬で効率よく麻酔することである．
- 「8％リドカインを用いたスティック法」が最も優れた鼻腔麻酔法である．
- 無麻酔状態の鼻腔にスティックを挿入すると鼻痛を誘発する．
- ビスカスで鼻腔予備麻酔を行い，前処置スティック挿入時の疼痛を軽減する．

## ■スティック法
### ■スティック法の特徴

　筆者は，「8％リドカインを用いたスティック法」が最も優れた鼻腔麻酔法であると確信している．スティック法がなければ，今日の経鼻内視鏡の普及はなかったと言っても過言ではない．スティック法は，スティックの表面に麻酔薬（キシロカインスプレー）を付着させて鼻腔に挿入・留置する麻酔法である．適度な柔軟性を持つスティックは，高い確率でスコープの挿入ルートに一致する．スティックと接触する鼻粘膜に麻酔薬が浸潤し，結果的に挿入ルートのみが麻酔される．

### ■スティック法の注意点
#### ❶スティック挿入時の鼻痛

　1回目のスティックを挿入する際に，鼻粘膜を刺激し鼻痛を誘発する．その対策として，スティック法の前にビスカスによる予備麻酔を行う．

#### ❷広い鼻腔への麻酔

　鼻腔が広いケースではスティックと鼻粘膜との接触が少なく，麻酔薬が鼻粘膜に十分に付着しないことがある．鼻粘膜に麻酔薬が付着しなければ，十分な麻酔効果は得られない．したがって，鼻腔が広くスティックが鼻腔にほ

とんど抵抗なく挿入できる場合は，スプレー法を併用したほうがよい．筆者は，鼻腔が広いケースでは，2回目のスティックを抜去後キシロカイン液を1回噴霧している．

## ■スプレー法

スプレー法とは，スプレーで麻酔薬（キシロカイン液）を鼻腔に噴霧する方法である．スプレー法は簡便であるが，以下のような欠点がありスプレー法単独で鼻腔麻酔を行うことは勧められない．

> (1) スプレー法では，鼻腔狭窄部から深部に麻酔薬が届かない．したがって，鼻腔の外鼻孔側は麻酔されるが，鼻腔狭窄部より奥は十分に麻酔されない．
> (2) 挿入ルート以外の鼻腔にも麻酔薬が浸潤し，無用の麻酔をすることになる．
> (3) キシロカインスプレーの鼻腔噴霧は禁忌であり，高濃度麻酔薬（8％リドカイン）を使うことができない．
> (4) 麻酔薬を噴霧する際に，気管内に吸い込んでしまう危険がある．

## ■ビスカスによる鼻腔予備麻酔

### ■リドカインの刺激性

リドカインの刺激の強さは，その濃度に相関し8％（キシロカインスプレー）が最も強く，4％（キシロカイン液），2％（キシロカインゼリー，ビスカス）の順に弱くなる．鼻腔麻酔の不快感を減らすためには，最も刺激の少ないビスカスから麻酔を開始する．

### ■鼻腔予備麻酔の必要性

経鼻内視鏡では，前処置においても苦痛・不快感を抑える配慮が必要である．スティック法では麻酔薬を塗布したスティックを鼻腔に挿入するが，無麻酔状態の鼻腔に挿入すると鼻痛を誘発する．そのため，スティック挿入前に最も刺激の少ないビスカスで鼻腔を予備麻酔することが重要である．

### ■予備麻酔の体位

鼻腔予備麻酔を行う体位は，座位が望ましい．ただし，椅子・検査台に腰掛ける体勢では，スリット付スティック挿入時に頭部を後方に引いてしま

ことがあり，頭部まで背もたれのあるリクライニングチェアで行うのが理想である．仰臥位では，ビスカスは鼻粘膜に留まることなく上咽頭に流れ落ちるため麻酔が不十分になりやすい．

■ **鼻腔予備麻酔の実際**
❶ **シリンジによるビスカス注入**

3 ml カテーテルチップ型シリンジにビスカス 2.5 ml を充填し，挿入側外鼻孔にシリンジで直接ビスカスを 1 ml 注入する．注入されたビスカスは鼻腔底を流れ，下鼻ルートの予備麻酔となる（**図 4-4**）．

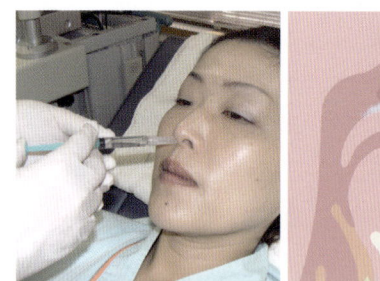

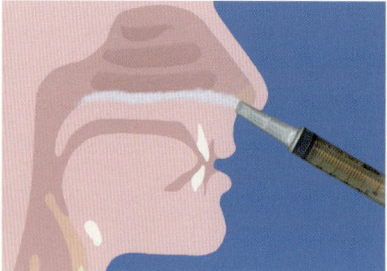

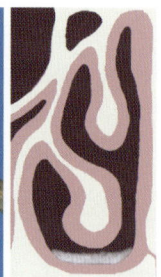

**図 4-4　シリンジによるビスカス注入**

❷ **スリット付スティックによるビスカス注入**

スリット付スティック（11 頁参照）に潤滑剤を十分に塗り，中鼻ルートに約 7 cm ほど丁寧に挿入する．スリット付スティックは 12 F と細いため，狭い鼻腔でも鼻痛を誘発せずに中鼻ルートに挿入することができる．グリップにカテーテルチップ型シリンジを接続しビスカスを 1.5 ml（鼻腔内には約 1 ml 注入される）ゆっくり注入する．スティック表面に漏出したビスカスを鼻粘膜に塗るように 2〜3 回前後に動かし，約 1 分間留置する．これにより中鼻ルート・下鼻甲介が予備麻酔される（**図 4-5**）．

予備麻酔中に鼻腔から咽頭に流れ落ちるビスカスは飲み込んでもらう．嚥下されたビスカスにより，わずかに咽頭が麻酔される．このとき，ビスカスの味は非常ににがいので，ビスカスを注入する前にその点について説明する．

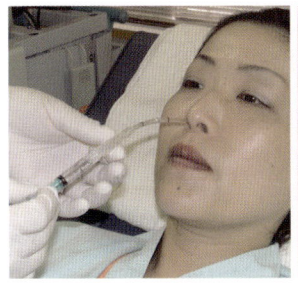

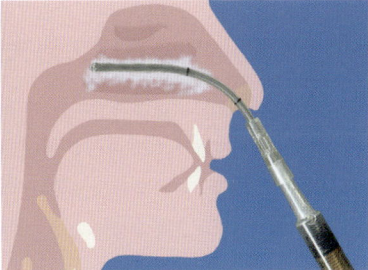

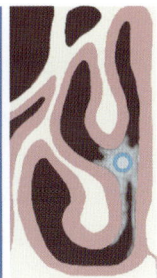

**図 4-5 スリット付前処置スティックによるビスカス注入**

## ■スティック法による鼻腔麻酔
### ■キシロカインスプレーの塗布
　スティック法の麻酔効果を適正に引き出すには，前処置スティックの挿入部全体にキシロカインスプレーを均一に塗布しなければならない．キシロカインスプレーの塗布が不十分では，スティック法がどんなに優れた麻酔法であっても，良好な麻酔効果は得られない．スティック法において，前処置スティックにキシロカインスプレーを確実に塗布することが非常に重要である．容器内で塗布する方法が確実である．

#### ❶空中でスプレーする方法
　キシロカインスプレーを空中でスプレーする方法（**図 4-6**）は，施行者によりばらつきが出やすい．ノズル基部を押す際に若干の力を要するため，握力の弱い女性では片手でスプレーすることができないことがある．

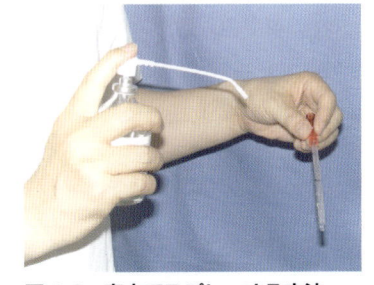

**図 4-6 空中でスプレーする方法**

#### ❷容器内で塗布する方法
　試験管型の容器（尿検査用の容器で代用可）にキシロカインスプレーを3回スプレーし，前処置スティックを容器内に入れて回転させるようにキシロカインスプレーを付着させる（**図 4-8**）．この方法では，スティック挿入部全体に確実に塗布することができ，施行者による差が出にくい．

> **研究室-2** 鼻腔モデルによるビスカス注入実験　DVD-1

　経鼻内視鏡の前処置において，外鼻孔からビスカスを注入する施設は多い．注入されたビスカスは，鼻腔のどこを通って咽頭に到達するのであろうか．シリコーン鼻腔モデルを用いてビスカス注入実験を行った．
　ビスカスは視認しやすいように青く染色した．

1．ビスカス注入法

> (1)シリンジ法：外鼻孔にシリンジで直接注入する．
> (2)スリット付スティック法：中鼻ルートに挿入したスリット付スティックからビスカスを注入する．

2．想定体位

> (1)仰臥位：鼻腔モデルが上方に向く位置
> (2)座位（頭部を少し後屈）：鼻腔モデルが水平方向から30°上方を向く位置

3．結果

❶ シリンジ―仰臥位
　ビスカスは鼻腔にほとんど接することなく上咽頭に流れ落ちる（図4-7 ①）．

❷ シリンジ―座位
　ビスカスは下鼻ルートを進み中咽頭に達する（図4-7 ②）．

❸ スリット付スティック―仰臥位
　ビスカスは中鼻ルートに注入され上咽頭に流れる（図4-7 ③）．

❹ スリット付スティック―座位
　ビスカスは中鼻ルートに注入され下鼻甲介の表面を薄く拡がりながら流れ落ちる（図4-7 ④）．

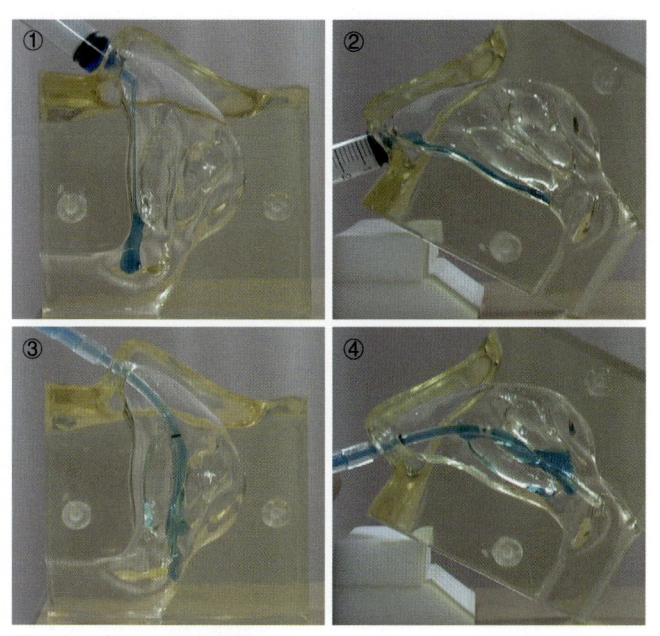

**図 4-7 ビスカス注入実験**
①仰臥位―シリンジ：鼻腔にほとんど接することなく上咽頭に流れ落ちる，②座位―シリンジ：下鼻ルートを進み中咽頭に達する，③仰臥位―スリット付スティック：中鼻ルートに注入され上咽頭に流れる，④座位―スリット付スティック：中鼻ルートに注入され下鼻甲介の表面を薄く拡がりながら流れ落ちる

## 4．まとめ

　シリンジで外鼻孔からビスカスを注入する場合，仰臥位では鼻腔はほとんど麻酔されず，座位では下鼻ルートが麻酔される．スリット付スティックを中鼻ルートに挿入しビスカスを注入する場合，仰臥位では中鼻ルートが麻酔され，座位では中鼻ルート・下鼻甲介が麻酔される．

　以上より，座位においてシリンジでビスカス注入し，さらにスリット付スティックで注入すると中鼻ルート・下鼻ルート・下鼻甲介をすべて麻酔することができる．

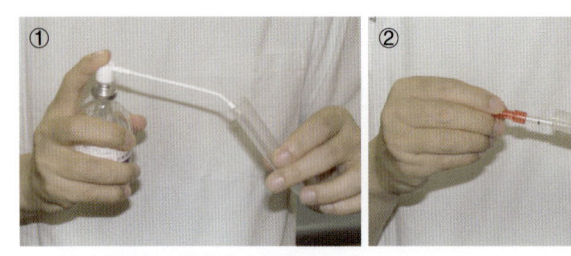

**図4-8 容器内で塗布する方法**
①容器内に3回スプレーする，②スティックを容器内で回転し塗布する

## ■スティックの選択

　前処置スティックには，新型と初期型の2種類（9頁参照）がある．新・前処置スティックは挿入部が軟らかく鼻腔挿入時に鼻痛を誘発しにくいため，細径スティックからサイズアップすることなく，最初から18Fスティックを挿入することができる．これに対し，初・前処置スティックは挿入部が硬いため，最初に細径スティック（14Fまたは16F）を挿入し，2回目に18Fスティックにサイズアップしなければならない．したがって，新・前処置スティックのほうがスティック法による鼻腔麻酔には適している．
　鼻腔が狭いケースにおいて，まれに18F新・前処置スティックが挿入できないことがある．この場合は，16F新・前処理スティックにサイズダウンしてスティック法を行う．

## ■スティック2回法

　キシロカインスプレーを塗布した18F新・前処置スティックを鼻腔に挿入し留置する．1分後スティックを抜去し，再度キシロカインスプレーを塗布して鼻腔に挿入し，検査開始まで留置する．1回のスティック挿入では，麻酔効果は不十分であり必ず2回行うべきである．
　現在，多くの施設で行われているスティック法は，細径スティック（12〜16F）を初めに挿入し，次に太径スティック（16〜18F）を挿入する方法（スティック2本法）である．これに対し，筆者が行っているスティック法は，1本のスティックを2回挿入する方法（スティック2回法）である．スリット付スティックを用いた予備麻酔と新・前処理スティックによる「ス

ティック2回法」の組み合わせが最善の方法と考える．

■ **スティックの挿入法**

挿入ルート（69頁参照）の約8割が中鼻ルートであるため，前処置スティックはできるだけ中鼻ルートに挿入する．中鼻ルートに挿入できない場合は，鼻前庭までスティックを引き抜き，顔面に対しほぼ直角に挿入しなおすことで下鼻ルートに挿入する．

前処置スティックを中鼻ルートに挿入する方法を解説する（**図4-9**）．

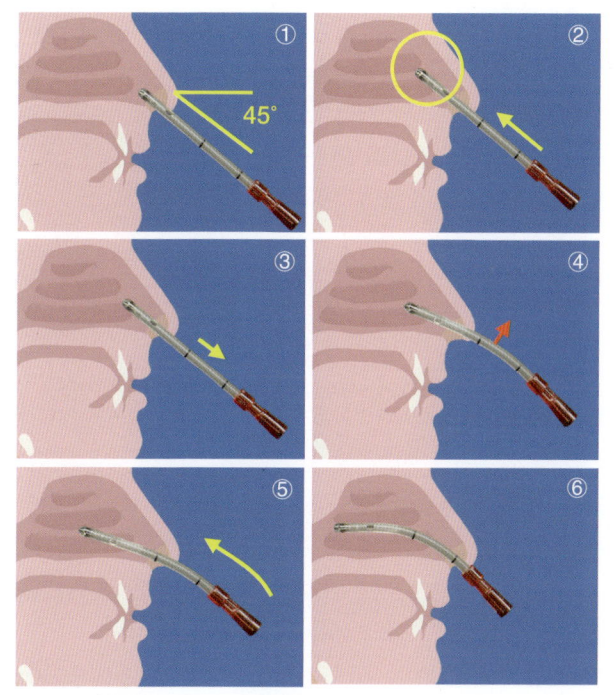

**図4-9 前処置スティック挿入法**
①顔面に対して約45°頭側に向けてスティックを挿入する，②スティック先端が中鼻甲介の前下縁に接触する，③スティックを約1 cm引き抜く，④スティックを外鼻孔上部に当て，把持部を持ち上げる，⑤曲率を増しながらスティックを進める，⑥中鼻ルートに挿入される

(1) 顔面に対して約45°頭側に向けてスティックを挿入する（図4-9①）．
(2) スティックの角度を維持しながらまっすぐ進めると，スティック先端が中鼻甲介の前下縁に接触する．この際，スティックを把持する手の力を抜いて鼻粘膜に衝撃を与えないように十分に注意する（図4-9②）．
(3) スティックを約1 cm引き抜く（図4-9③）．
(4) スティックを外鼻孔上部に当て，把持部を顔面に対する角度が増すように持ち上げる．スティック挿入部は頭側に凸に曲がり先端は中鼻ルートに向かう（図4-9④）．
(5) スティック挿入部の曲率を増しながらゆっくりとスティックを進める（図4-9⑤）．
(6) 中鼻ルートに挿入される（図4-9⑥）．

■ **スティック法を行う体位**

スティックの挿入は，座位・仰臥位ともに可能である．しかし，頭部が動きやすい座位では挿入時に頭部を後方に引いてしまうことがあり，頭部まで背もたれのあるリクライニングチェアで行うのが望ましい（図4-10）．

❶ リクライニングチェア

鼻腔麻酔に最も適している．ビスカスによる予備麻酔とスティック法が連続して可能である．被検者もリクライニングチェアでゆったりと体の力を抜いて前処置を受けることができる．また，半座位で検査を行う場合は，そのまま検査に移行することができる．左側臥位で行う場合も，前処置専用のスペースがあればリクライニングチェアで行うことが望ましい．

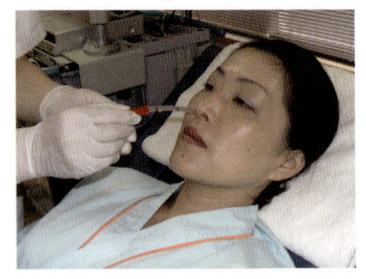

**図4-10 リクライニングチェアによるスティック挿入**

❷ 診察台（または，検査台）

診察台（または，検査台）に腰を掛けてもらいビスカスによる予備麻酔を行い，仰臥位に移行しスティックの挿入を行う．

■ **鼻腔が広い場合のキシロカイン液の追加噴霧**

鼻腔が広く18 F前処置スティックが抵抗なく挿入される場合，スティッ

ク表面の麻酔薬が鼻粘膜に十分に付着せず鼻腔麻酔が不十分になることが多い．スティック2回法終了時，鼻腔内の18F前処置スティックを前後に動かして鼻腔の広さを確認する．前処置スティックが抵抗なく動き，鼻腔がかなり広いと判断した場合はキシロカイン液を挿入鼻腔に医研式スプレーで1回追加噴霧する．麻酔薬の鼻腔噴霧は，気管内への吸入を防ぐため，吸気時に呼吸を止めた状態で行う．

# E 咽頭麻酔

- 左側臥位での経鼻内視鏡では，咽頭麻酔が必要である．
- 半座位での経鼻内視鏡では，特殊な場合を除き咽頭麻酔の必要はない．

## ■経鼻内視鏡における咽頭麻酔

経鼻内視鏡での咽頭痛は，検査体位によってその程度に差があり，左側臥位では強く，半座位では弱い．左側臥位では食道挿入時および検査中に咽頭痛を誘発しやすく，ある程度の咽頭麻酔が必要となる．

半座位での経鼻内視鏡では，咽頭痛は食道挿入時に出現するが検査中は咽頭痛を訴えることはほとんどなく，特殊な場合（咽頭反射が強い被検者，緊張が強く咽頭の力を抜くことができない被検者など）を除き咽頭麻酔の必要はない．

## ■咽頭麻酔の方法
### ■ビスカスの鼻腔注入

鼻腔予備麻酔の際に鼻腔に注入するビスカスを増やすことで，咽頭麻酔を追加することができる．咽頭に流れ落ちたビスカスをしばらく咽頭に溜めてから，嚥下してもらう．咽頭麻酔も兼ねてビスカスを鼻腔注入する場合，ビスカスの量を4ml程度に増やす．

### ■キシロカイン液の咽頭噴霧

キシロカイン液を口腔から咽頭に噴霧する．キシロカイン液は苦いため，

噴霧前に被検者に苦いことを説明してから噴霧する．噴霧の際に麻酔薬を吸入しないように吸気時に呼吸を止めた状態で噴霧する（図4-11）．

### ■キシロカインスプレーの咽頭噴霧

経口内視鏡では，ビスカスで咽頭麻酔を十分に行った後にキシロカインスプレーを咽頭に噴霧して咽頭麻酔を強化することがある．経鼻内視鏡では，軽い咽頭麻酔の状態でキシロカインスプレーを噴霧することになり，咽頭に与える刺激が強く適切ではない．咽頭に麻酔薬を噴霧する場合は，キシロカイン液にすべきである．

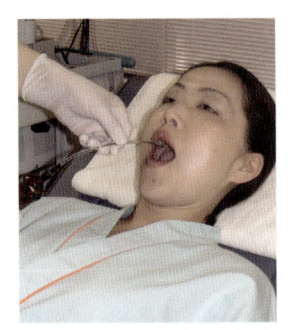

**図4-11　キシロカイン液の咽頭噴霧方法**

## ❻スコープの準備

> □ 検査前のスコープの動作確認・画像チェック・準備処置は，検査医として当然のことである．
> □ 検査前，スコープ軟性部にオリーブオイルを塗布する．
> □ 検査直前，検査医自身が先端可動部に潤滑剤を塗布し，先端部をまっすぐにする．

### ■スコープのチェック

経鼻内視鏡に限らず，検査前にスコープの動作を確認し画像のチェックをすることは，検査医として当然のことである．経鼻用スコープは高画質経口用スコープに比べ画質が劣るため，検査前の画像チェックは特に重要である．

### ■潤滑剤の塗布

経鼻内視鏡では，狭い鼻腔をスコープが通るため挿入部に潤滑剤を塗布し

てスコープのすべりをよくしておく必要がある．検査前にスコープ軟性部（先端部を除く）にオリーブオイルを下塗りし，検査直前に検査医自身が潤滑剤を先端部に塗布する．

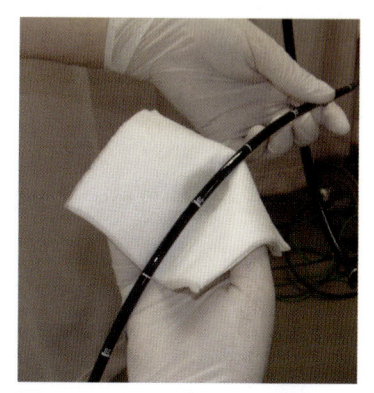

### ■オリーブオイルの下塗り

オリーブオイルを適量ガーゼに取り，スコープ挿入部に丁寧に塗布する（図4-12）．オリーブオイルがレンズに付着すると視野が曇るため，スコープ先端部には塗布しないほうがよい．オリーブオイル下塗りには，次のようなメリットがある．

**図4-12　オリーブオイルの塗布**

(1) 潤滑剤のみよりもスコープのすべりが長時間持続する．市販の潤滑剤は時間経過により乾いてすべりがわるくなるが，オリーブオイルは乾くことがない．
(2) 検査中に潤滑剤を追加する回数が減り，検査時間が短縮される．
(3) 追加する潤滑剤の量が少なくてすむ．検査中に多量の潤滑剤をスコープに塗布すると，潤滑剤が食道入口部に溜まり誤嚥のリスクが高くなる．そのため，検査中に追加する潤滑剤は少ないほうがよい．

### ■スコープ先端部の潤滑剤の塗布

現在，内視鏡用の潤滑剤は数社から販売されているが，各製品とも時間が経過すると乾いてすべりがわるくなる傾向がある．挿入直前に潤滑剤を少量指先に取り，先端部に検査医自身が丁寧に塗布する（図4-13）．この際，レンズ面に潤滑剤が付着しないよう十分に注意する．

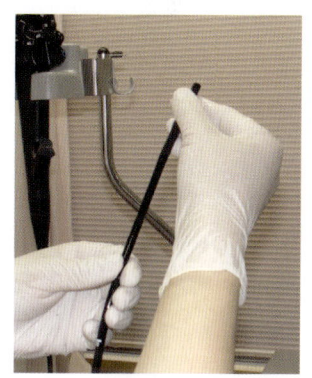

**図4-13　先端可動部への潤滑剤の塗布**

## ■先端可動部の直線化

スコープの先端部は，グリップをニュートラルにしてもわずかに曲がっていることが多い．先端のわずかな曲がりが鼻腔通過時の障害になることがあるので，検査開始直前に検査医自身がまっすぐに整える（図4-14）．

**図4-14　スコープ先端部の直線化**
①先端部にわずかな曲がりがある
②直線化後

## ■スコープの把持

経口内視鏡と同様，アップ方向を下向きになるようにスコープを把持する．鼻腔通過時は，指先に鼻粘膜の微妙な抵抗感を感じ取れるよう指先の力を抜いて把持する．スコープにわずかなアップをかけて，外鼻孔への挿入を開始する（図4-15）．

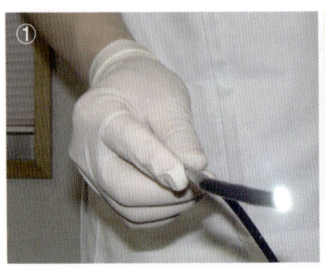

**図4-15　スコープの把持**
①左側臥位，②半座位

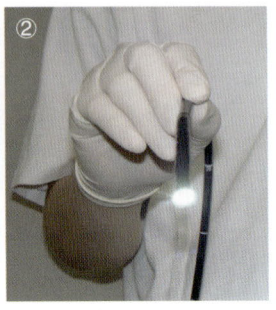

## ⓖ挿入鼻孔の準備

### ■鼻前庭・外鼻孔の清拭
　スコープ挿入時にレンズ面にビスカスが付着すると視野の妨げになるため，鼻前庭部に残ったビスカスを綿棒で丁寧に拭き取る．また，外鼻孔の周囲に付着したビスカスはノーズピース脱出の原因になるため，ティッシュ等できれいに拭き取る．

### ■ノーズピースの装着
　ノーズピース装着前に，漏斗部内面に潤滑剤を塗りスコープの滑りをよくしておく．そして，外鼻孔にノーズピースをしっかり装着し，固定翼をテープで固定する．

# 5 検査体位

## Ⓐ 左側臥位

- 現在，左側臥位が経鼻内視鏡の標準的な検査体位である．
- 左側臥位では，スコープの挿入経路が異なる以外，経口内視鏡とまったく同様に行うことができる．
- モニターは被検者の背部に，内視鏡カートは検査医の左側（被検者の足側）に設置するとよい．

### ■左側臥位での経鼻内視鏡

　左側臥位は上部内視鏡の基本体位であり，経鼻内視鏡においても中心となる検査体位である（図5-1）．左側臥位ではスコープ挿入経路が異なる以外，通常の経口内視鏡とまったく同様に検査ができる．経口と経鼻の両方の内視鏡を行う施設では，検査体位が同一であり検査体位の変化による混乱がない．

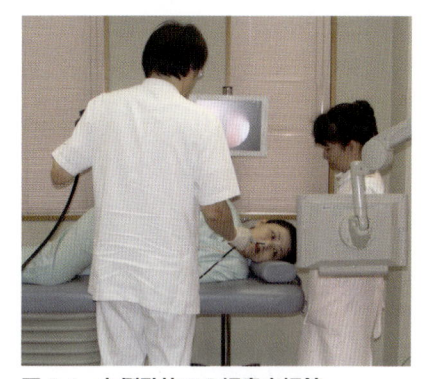

図5-1　左側臥位での経鼻内視鏡

## ■左側臥位での経鼻内視鏡のセッティング

　経鼻内視鏡では，検査中に検査医は被検者の表情やスコープの挿入角度に常に気を配らなければならない．そのため，目線を大きく動かさなくてもモニターと被検者を見ることができるセッティングが重要である．モニターを被検者の背部（できれば頭部に近いところ）に設置すると，モニターと被検者がほぼ同一の視野に入るので，両者を観察しやすい．介助者は被検者の頭側に位置すると，被検者の表情を見やすいとともにスコープに潤滑剤を追加塗布しやすい．

　経口内視鏡では内視鏡カートを被検者の頭側に設置することが多いが，この位置では介助者が動きにくく，被検者用サブモニターの設置場所が狭くなる．そのため，経鼻内視鏡では，内視鏡カートを検査医の左側（被検者の足側）に設置するとよい（図5-2）．このセッティングは左側臥位での経鼻内視鏡に最適であり，経口内視鏡でも特に問題なく検査可能である．

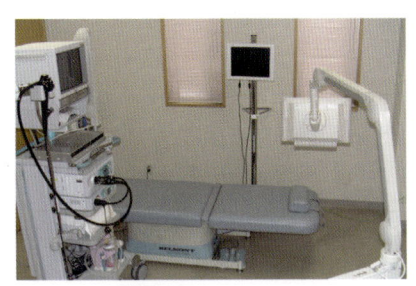

**図5-2　左側臥位のセッティング**

---

**研究室-3　検査体位（左側臥位・半座位）のアンケート**

　筆者は，2004年10月より検査体位を左側臥位から半座位に変更した．当院で半座位と左側臥位の両方の体位で経鼻内視鏡を経験した被検者30人に，「検査体位は半座位と左側臥位のどちらがよいと思うか」アンケート調査を行った．

アンケート結果

(1) 半座位のほうがよい　　26人（86.7％）
(2) 左側臥位のほうがよい　 4人（13.3％）

経鼻内視鏡は，半座位で行うことによって受容性が高くなることがわかった．

# ❷ 半座位

> ☐ 半座位で行うことで，経鼻内視鏡の受容性は高まる．
> ☐ 半座位で行うことで，鼻腔・食道挿入が容易になる．

## ■半座位での経鼻内視鏡

　半座位（ファウラー位）とは，仰臥位から上半身を約45°アップさせた体位である（**図5-3**）．半座位で経鼻内視鏡を行うことで，検査の受容性はさらに高くなる．患者にやさしい経鼻内視鏡を目指す施設において，今後導入されることを期待する．

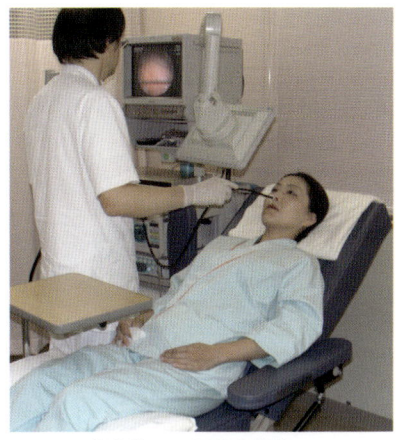

図5-3　半座位での経鼻内視鏡

## ■半座位での経鼻内視鏡の有効性

### ■被検者にとってのメリット

　被検者にとっての最大のメリットは，体の力を抜いてリラックスして検査を受けることである．肩・頸部の力が抜けると自然に咽頭の力も抜け，咽頭の苦痛・不快感を減らすことができる．実際に半座位での経鼻内視鏡を受けた被検者の感想は以下のようであった．

- 「肩の力が抜けてリラックスできる．」
- 「医師・看護師の顔が見やすく安心感がある．」
- 「呼吸が楽である．」
- 「モニターが見やすい．」

### ■検査医にとってのメリット

　検査医にとっての最大のメリットは，鼻腔挿入が容易になることである．患者に胃管を挿入するように，被検者の正面からスコープを挿入することができる．指の力を抜いてスコープを把持できるため鼻粘膜のわずかな抵抗を指先に感じ取ることができる．鼻腔挿入が容易になることで，鼻腔が狭いケースでの鼻痛・鼻出血を減らすことができる．

　また，半座位では，頭部を左右に回旋することができるため，食道挿入時の苦痛，異物感も軽減することができる．

## ■半座位での経鼻内視鏡のセッティング

　検査医は，被検者の左側に対面する．検査医の前方に内視鏡カートを置き被検者の頭上に被検者用サブモニターを設置する．介助者は，被検者の左側に位置する．

## ■半座位における注意点

　半座位では胃内への送気量が多くなると，膨らんだ穹窿部が横隔膜を介して胸部を圧迫する．この際，被検者によっては上腹部膨満感・胸部圧迫感を感じることがある．そのため，胃内送気量が多くなるときは，被検者に「胃に空気を送って胃を膨らませています．お腹が張って，ゲップをしたくなるような感じがします．もし，苦しいようでしたら我慢せずにすぐに教えてください」と声をかける．

## ■適応について

　半座位による経鼻内視鏡の適応は左側臥位での経鼻内視鏡と同様であるが，受容性が高いので健常者を対象とする人間ドック・健診に特に適している．しかし，半座位が苦痛である腰痛疾患の患者，全身状態がわるい患者および十二指腸下行部の病変が疑われる患者は左側臥位で行うべきである．

## ❸座位

> ☐ 座面の角度が70°までであれば，半座位とほとんど同じように行うことができる．
> ☐ 座位での経鼻内視鏡は，被検者が左側臥位・半座位に恐怖感を抱き，かつ座位を強く希望する場合に限られる．

　筆者は，半座位で経鼻内視鏡を行っているが，被検者の希望で座面を上げて座位に近い体位で検査することがある（**図5-4**）．座面の角度が70°までであれば，半座位とほとんど同じように行うことができる．しかし，椅子に腰掛けるように上半身をほぼ垂直にした座位では，腰に負担がかかるため検査は難しい．また，座位では被検者の上体が不安定となりやすく，手台の付いたリクライニングチェアを準備する必要がある．

　座位での経鼻内視鏡の適応は，被検者が左側臥位・半座位に恐怖感を抱き，かつ座位を強く希望する場合に限られる．

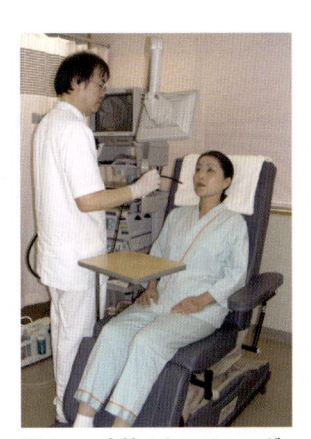

**図5-4　座位のセッティング**

# 6 鼻腔通過法

## Ⓐ 挿入ルート

- 鼻腔通過時，挿入ルートを常に意識してスコープを進める．
- 中鼻ルートが，第一選択ルートである．
- 中間ルートは，鼻痛が発生しやすいため注意が必要である．

### ■鼻腔解剖

　経鼻内視鏡を行うには，簡単な鼻腔解剖を理解することが必要である．外鼻孔を入ると鼻毛を有する鼻前庭があり，鼻前庭を越えると鼻粘膜が現れる．鼻腔の内側壁は鼻中隔，外側壁は上・中・下の鼻甲介，下壁は鼻腔底である．鼻甲介を抜けると後鼻孔となり，上咽頭に達する（図6-1）．上鼻甲介・副鼻腔開口部を経鼻内視鏡で見ることはない．（鼻腔の詳細な解剖につ

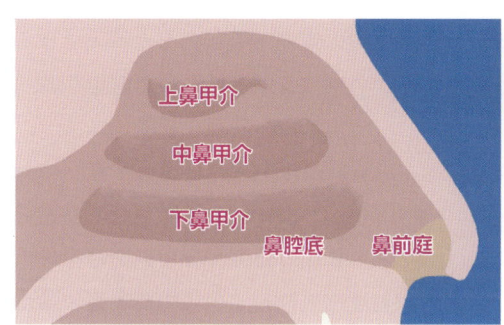

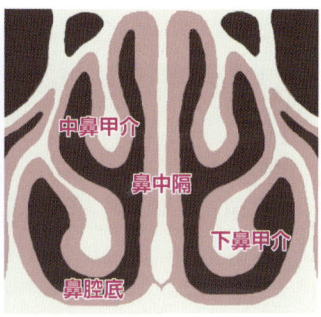

図6-1　鼻腔の解剖

いては耳鼻科専門書を参考のこと.)

## ■挿入ルート  DVD—4

　鼻腔の形状は個人差が大きいが，スコープは主に2つのルートを通って鼻腔を通過する．ブラインドでスコープを挿入すると，挿入率が低下するとともに鼻痛・鼻出血の頻度が高くなる．そのため，ブラインドでの鼻腔挿入は絶対に行ってはならない．鼻腔通過時は，常に挿入ルートを意識してスコープを進めることが重要である．

　経鼻内視鏡における挿入ルートについて解説した書物は多いが，その定義・名称は現在統一されていない．挿入ルートという概念は，鼻腔挿入を安全に疼痛なく行うために考え出されたものであり，実際に臨床の場で役立つものでなければならない．筆者が考える挿入ルートは，"鼻腔挿入時，スコープが疼痛なく最もスムーズに通過するルート"である．検査中や抜去時にスコープが位置するルートではなく，あくまでも挿入時にスコープが通るルートである．また，その名称は現場で使いやすいように簡単であるほうがよい．そのような観点から，挿入ルートを以下のように3つに分類する（参考のため他の解説書での名称を挙げる）．

> (1) 中鼻ルート（中鼻甲介下端ルート，中鼻甲介ルート，中鼻道）
> (2) 下鼻ルート（下鼻甲介下端ルート，下鼻甲介ルート，下鼻道）
> (3) 中間ルート

　複数のルートに挿入可能な場合は，被検者の疼痛が最も少なく挿入できるルートをその被検者の挿入ルートとする．各挿入ルートについて解説する．

### ■中鼻ルート

　鼻腔通過のメインルートであり，約80％がこのルートを通過する．中鼻甲介下端，鼻中隔および下鼻甲介上面に囲まれる空間を通るルートである（図6-2）．検査中のスコープの走行が安定し鼻痛の発生が少ないため第一選択ルートである．中・下鼻甲介は血管収縮薬やスコープの圧力で変形するため，中鼻ルートは狭窄気味でもスコープで鼻粘膜を押し拡げるようにしてス

コープを挿入することが可能である．かりに他ルートにも挿入可能であっても，中鼻ルートを第一選択すべきである．

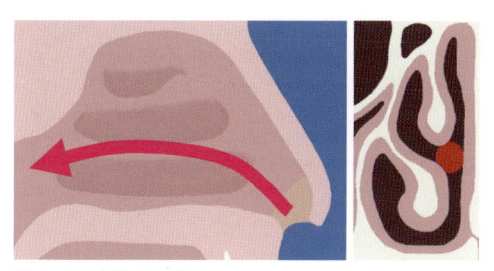

図6-2　中鼻ルート

■**下鼻ルート**

中鼻ルートが挿入できないときに選択する第二のルートであり，約14％がこのルートを通過する．鼻中隔，鼻腔底および下鼻甲介下部で囲まれる空間を通るルートである（**図6-3**）．鼻腔底は粘膜が薄く変形しないため，スコープで押し拡げながら挿入することはできない．

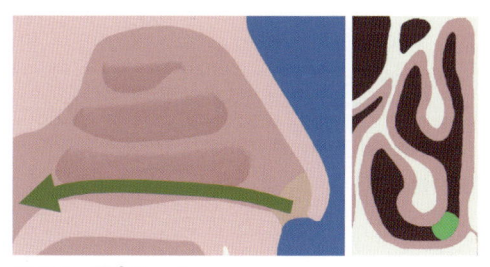

図6-3　下鼻ルート

■**中間ルート**

上記2ルートがともに狭いとき，まれに挿入可能となるルートであり，約4％がこのルートを通過する．鼻中隔と下鼻甲介側面に挟まれた空間を通るルートである（**図6-4**）．中間ルートで挿入した場合，検査中にスコープが頭側に拡がり中鼻ルートに移行しやすい．スコープのルートが変わると鼻痛を誘発しやすいため注意が必要である．

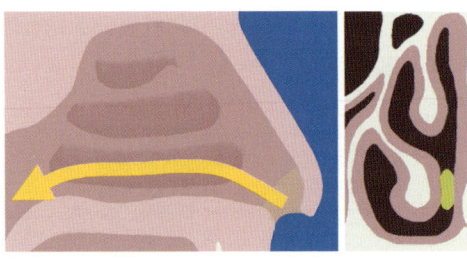

図6-4 中間ルート

---

**研究室-4** 挿入ルートと鼻痛の頻度について

　当院で経鼻内視鏡を受けた472人を対象に挿入ルート・鼻痛の頻度を調査した．

**❶挿入ルートの頻度**

中鼻ルート：389人（82.4%）
下鼻ルート： 65人（13.8%）
中間ルート： 18人（ 3.8%）

**❷挿入ルート別の鼻痛頻度**

中鼻ルート：18人（ 4.6%）
下鼻ルート： 5人（ 7.7%）
中間ルート： 4人（22.2%）

　中鼻ルートの鼻痛頻度が最も低い．中間ルートの鼻痛頻度が圧倒的に高いことは注目すべき点である．中間ルートでは，検査中にスコープが頭側に移動し麻酔が不十分な鼻粘膜領域を刺激するためと推測される．中間ルートで挿入した場合，鼻痛が起こりやすいことを念頭に置いて検査を進めなければならない．

# Ⓑ鼻腔通過のテクニック

- [ ] ブラインドでスコープを鼻腔挿入してはならない．
- [ ] 鼻腔挿入時に出血したら，経鼻内視鏡は中止すべきである．
- [ ] 鼻腔挿入時に送気・送水をしてはならない．
- [ ] 鼻腔の垂直方向が，常にモニター上の垂直方向になるように垂直軸を合わせる．

## ■鼻腔挿入の原則
### ■ブラインド挿入は厳禁
　前処置スティックのようにブラインドでスコープを挿入しても，約半数は鼻腔通過可能であると思われる．しかし，ブラインドで挿入すると挿入率が低下し，鼻痛・鼻出血の頻度が高くなる．したがって，ブラインドでの挿入は厳禁である．

### ■鼻腔挿入時の鼻出血
　検査終了時に鼻出血することは，ある程度やむを得ない．しかし，鼻腔挿入時に鼻出血した場合は，原則として検査は中止すべきである．挿入鼻腔を適正に選択している場合，反対側の鼻腔に再挿入しても成功する確率は極めて低い．かりに出血側の鼻腔挿入を強行しても，鼻腔通過できる可能性は低く重大な偶発症を招くリスクがある．当日の経鼻内視鏡は断念すべきである．

### ■鼻腔挿入時の鼻痛
　スティック法による鼻腔麻酔を確実に行えば，鼻腔挿入時に鼻痛を訴えることは極めてまれである．鼻腔挿入時に鼻痛が発生する原因は，スコープが挿入ルートを外れているためである．まず，スコープの挿入方向を変更して再度挿入を試みる．それでも鼻痛が収まらないときは，鼻腔麻酔を追加すべきである．キシロカインスプレーを塗布したスティックをもう1度挿入し，さらにキシロカイン液の鼻腔噴霧を追加する．

## ■送気・送水は注意

　鼻腔挿入時，鼻汁・ビスカスがレンズ面に付着して視野が悪くなることがある．この際，胃内と同じように送気・送水を使うと，水滴や気流が気管を刺激して咳嗽反射を誘発することがある．そのため，鼻腔挿入から食道挿入時までは送気・送水は行ってはならない．スコープ先端が汚れて視野が悪くなったときは，いったんスコープを抜いて先端の汚れをきれいに拭き取り，再度挿入する．

## ■垂直軸を合わせる

　鼻腔の垂直方向が，常にモニター上の垂直方向になるように垂直軸を合わせる．上部内視鏡では，上下が逆になるため頭側がモニターの下，尾側がモニターの上になるように垂直軸を合わせる．これは，検査体位が左側臥位でも半座位でも同様である．垂直軸が斜めになるとスコープ方向の微調整が難しくなる．

# ■中鼻ルートの挿入法

　中鼻ルートにスコープを挿入する手順について説明する（図6-5）．

(1) スコープを顔面に対し約45°上方に向けて外鼻孔より挿入する．
(2) 中鼻甲介下端を目指して直進し，中鼻甲介下端前縁を確認する（図6-5①）．中鼻ルート挿入において，図6-5①の鼻腔所見は重要な指標となるので記憶しておく．
(3) わずかにアップをかけ中鼻甲介下端に接するようにスコープを進め，中鼻ルート深部を確認する（図6-5②）．
(4) 中鼻甲介下端と平行になるようにスコープ先端部の軸を合わせる．中鼻ルート狭窄部をモニターの中心に正面視する（図6-5③）．このスコープの調節が鼻腔挿入を成功させる最大のポイントである．通常，アングル操作だけで正面視することは難しく，アップアングルをかけ過ぎると正面視はできてもスコープを進めることができなくなる．アングルは変えずにスコープを頭側にわずかに平行移動すると，スコープ先端部は外鼻孔の上部を支点に水平方向に移動し中鼻甲介下端と平行になりやすい（図6-5④）．
(5) 中鼻ルート狭窄部を正面視できたらゆっくりとスコープを進め，後鼻孔から上咽頭に進む（図6-5⑤）．

❸鼻腔通過のテクニック 75

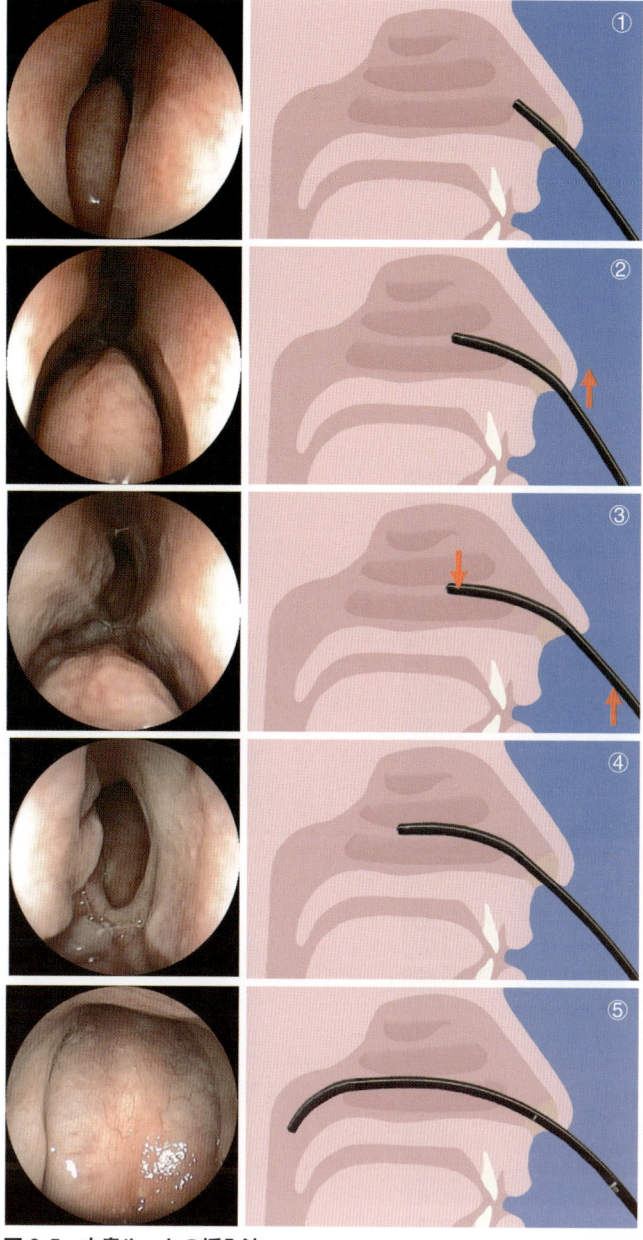

図6-5 中鼻ルートの挿入法

## ■下鼻ルートの挿入法

　下鼻ルートを構成する鼻腔底・鼻中隔は粘膜が薄く変形しないので，無理をすると鼻粘膜を損傷する危険がある．したがって，下鼻ルートで挿入が難しいときは，あまり粘らずに断念したほうがよい．下鼻ルートにスコープを挿入する手順について説明する（図6-6）．

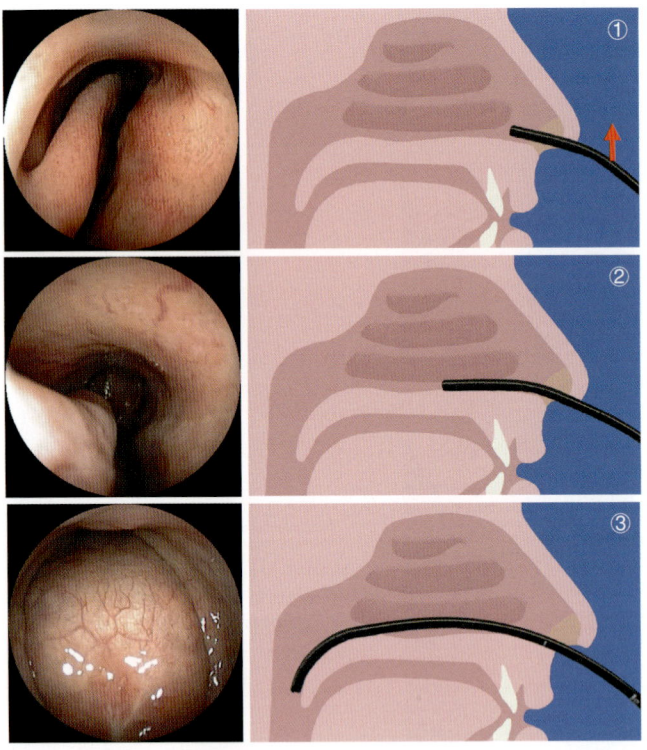

図6-6　下鼻ルートの挿入法

(1) 外鼻孔を通過後，下鼻甲介前面を確認する（図6-6①）．
(2) 外鼻孔を支点にしてスコープを頭側に持ち上げ鼻腔底を確認する（図6-6②）．
(3) 鼻腔底に沿ってスコープをゆっくり進める．このとき鼻腔底のわずかな窪みにスコープ先端がはまり込み進まなくなることがある．その場合，下鼻甲介下端を押し上げるイメージでスコープ全体を頭側に浮かすように挿入するとうまくいくことがある．
(4) 後鼻孔に達したらアップアングルをかけて上咽頭に進む．下鼻ルートの場合，上咽頭でのスコープの角度が強くなる（図6-6③）．

## ■中間ルートの挿入法

　中鼻ルート・下鼻ルートは，前処置スティックの挿入角度で検査前にある程度予測できる．これに対し，中間ルートは事前に予測することはできない．中間ルートにスコープを挿入する手順について説明する（図6-7）．

(1) 事前に予測した挿入ルートに前記挿入法に従ってスコープを進める．スティック法による鼻腔麻酔では，スコープが麻酔ルート（＝挿入ルート）を外れると鼻痛が発生する．そのため，予測した挿入ルートにスコープを進めると鼻痛を訴える場合，挿入ルートではないと判断し，挿入ルートを変更する（中鼻ルートから下鼻ルート，下鼻ルートから中鼻ルート）．
(2) 中鼻ルート・下鼻ルートともに鼻痛を訴える場合，鼻中隔と下鼻甲介側面にやや広めのスリット状の空間があれば中間ルートの可能性がある（図6-7①）．
(3) 被検者が鼻痛を訴えず抵抗感なくスコープが挿入できれば，下鼻甲介側面に接するようにスコープを進め，上咽頭に達する（図6-7②）．被検者に鼻痛があればすぐに伝えるように声をかけ被検者の表情を見ながらゆっくりスコープを進め，鼻痛が生じた場合はスコープを止めて挿入角度をわずかに変えて再度挿入を試みる．

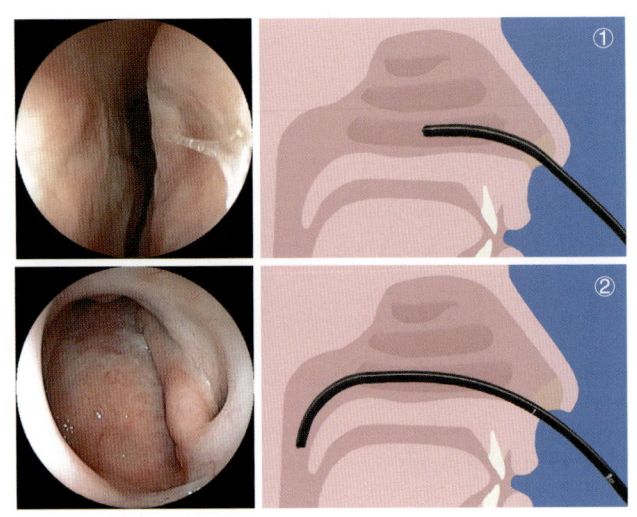

図 6-7　中間ルートの挿入法

## ■スラロームテクニック

　各挿入ルート別の挿入テクニックを解説したが，それらは基本的にスコープの上下（頭尾）方向の進め方である．実際の鼻腔挿入では，左右方向にも障害物（鼻粘膜の隆起）が存在する．鼻腔内は狭いためアングル操作によって障害物をクリアすることはできない．左右の障害物があった場合，その障害物にぶつけるようにスコープを把持する右手を左右に（左側臥位では上下に）わずかに振って衝突を回避する（図 6-8）．半座位では，右手の力を抜いてスコープを保持することができるので，このわずかな左右の動きが行いやすい．左側臥位では，右手を上下させることで同様のスコープの動きをすることができるが，スコープを水平に保つために若干の力を要するため繊細な動きは難しい．

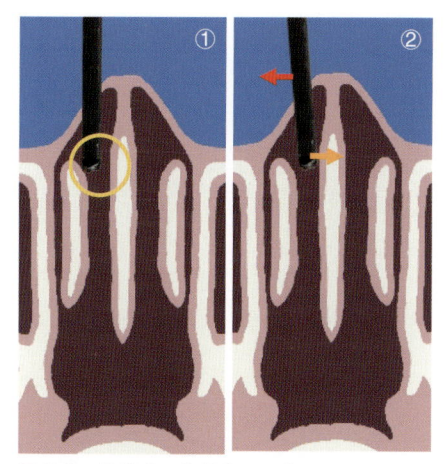

**図 6-8 スラロームテクニック**
①スコープ先端が鼻甲介に接近，②スコープを外方に振って衝突を回避

## ■鼻腔通過後の注意

　鼻腔を通過し上咽頭に到達したところで，スコープを止めて下咽頭への挿入に備えて外鼻孔から離れた位置に右手を持ち替える．このとき，スコープが動いて鼻痛を誘発しないように，介助者にスコープを把持してもらう．被検者に鼻腔を無事に通過したことを伝え，被検者の不安を少しでも減らす．鼻腔通過後，後鼻孔を通り咽頭粘膜，舌根部，喉頭蓋に接触しないように注意して下咽頭までスコープを進める．被検者が口呼吸をしていると，軟口蓋によって通過ルートが閉じていることがある．このときは，口を閉じて鼻で呼吸をしてもらうことで，軟口蓋が前方に拡がり中咽頭へのルートが開く（101頁参照）．

# 7 食道挿入法

## ❹食道挿入時のポイント

- □ 鼻腔麻酔が有効な場合，被検者にとって最大の苦痛は食道挿入時の咽頭痛・嘔吐反射である．
- □ 苦痛の少ない経鼻内視鏡を実現するには，いかに食道入口部を苦痛なく通過するかがポイントである．
- □ 苦痛の少ない食道挿入のためには，輪状軟骨を避けるように下咽頭辺縁に沿ってスコープを進める．

### ■食道挿入時の異物感・咽頭痛
#### ■食道挿入時の咽頭痛

　食道挿入時，被検者は咽頭に強い異物感を感じる．ある程度の異物感は避けることができないが，被検者によっては咽頭痛さらに嘔吐反射を誘発することがある．現在，スティック法の開発により鼻痛の問題が解消し，経鼻内視鏡の最大の関門は食道挿入時の咽頭痛であると言える．患者にやさしい経鼻内視鏡の実現は，食道入口部をいかに苦痛なく通過するかにかかっている．

　咽頭麻酔を強化すれば，咽頭痛をある程度抑えることができる．しかし，咽頭麻酔の強化は，麻酔薬の量を増やし検査後の食事制限を長くする．そのため，咽頭を刺激しにくい食道挿入法を工夫することで，咽頭麻酔に頼らない食道挿入を目指すべきである．

### ■検査体位と咽頭痛

　食道挿入時の異物感・疼痛の誘発は，検査体位によってその程度が異なる．半座位では，被検者は頭部を動かすことが可能であり，食道挿入法を工夫することで咽頭痛を起こすことなくスムーズに食道挿入することができる．そのため，半座位で行う場合，咽頭麻酔は原則として必要としない．

　左側臥位では，被検者の頭部は固定されるため，食道挿入法の工夫の余地がほとんどなく，うまく食道挿入してもある程度の咽頭痛を誘発する．そのため，左側臥位で行う場合，中程度の咽頭麻酔は必要となる．

### ■咽頭痛発生の原因

　食道挿入時に咽頭痛が発生する原因は，以下の3つが考えられる．

> (1) スコープが食道入口部を外れている．
> (2) スコープ先端部が曲がっている．
> (3) 食道挿入時，輪状軟骨を圧迫刺激する．

　このうち(1)(2)については食道挿入直前に確認することで回避することができる．(3)については，食道挿入法を工夫する必要がある．

### ■咽頭痛の少ない食道挿入法

　輪状軟骨は下咽頭下部に位置し，食道挿入時にスコープで圧迫刺激を受ける．特に下咽頭中央部において輪状軟骨は下咽頭とタイトに接しており，スコープを下咽頭中央部から挿入すると咽頭痛を誘発しやすい．したがって，輪状軟骨を避けるように下咽頭辺縁に沿ってスコープを進めることで，咽頭痛を誘発することなく食道に挿入することができる．このとき咽頭の力が抜けているとほとんど抵抗なくスコープは食道に挿入される．

## ■食道挿入直前の注意点

### ■スコープのチェック

　スコープ先端部が曲がった状態で食道に挿入すると咽頭痛を誘発するため，食道挿入直前にスコープ先端部がストレートであることを必ず確認する．最悪の場合，咽頭部を損傷する危険もあり十分に注意する．ハンドルを

ニュートラルに戻し,喉頭を正面視した状態でスコープをわずかに引いて,視野が変わらなければストレートと判断する.

### ■唾液の吸引

下咽頭に溜まった唾液やビスカスは,食道挿入時に誤嚥し咳嗽反射の原因となるため,食道挿入前にスコープで丁寧に吸引する.このときスコープ先端が咽頭・喉頭蓋に触れないように注意する.

### ■被検者への通知

被検者にとって食道挿入時は,初めてスコープを実感する瞬間である.予告なくいきなり食道に挿入すると,被検者は突然の異物感に動揺し咽頭に力が入り,咽頭痛・嘔吐反射を誘発する.被検者に心の準備をしてもらうため,スコープを食道に挿入することを通知することが重要である.以下のように,被検者に声をかける.

---

**研究室−5　経鼻内視鏡の苦痛について**

当院で半座位での経鼻内視鏡を受けた472人を対象に,前処置から検査終了までの間で最もつらく感じたときはいつか調査した.

**❶結果**

| | |
|---|---|
| 食道挿入時: | 402人（85.2%） |
| 検査中の咽頭不快感: | 26人（ 5.5%） |
| 検査中の腹部膨満感: | 18人（ 3.8%） |
| 鼻腔痛: | 12人（ 2.5%） |
| 前処置: | 6人（ 1.3%） |
| その他: | 8人（ 1.7%） |

**❷結論**

食道挿入時と答えた被検者が圧倒的に多く,鼻腔痛は2.5%と予想外に少なかった.鼻腔麻酔を確実に行った場合,苦痛の少ない経鼻内視鏡の成否は食道挿入時にかかっていることがわかった.

「これから胃カメラを食道に挿入します．できるだけのどの力を抜いてリラックスしてください．最初は異物感がありますが，30秒くらいで異物感は軽くなりますので心配しないでください．」

## ❸左側臥位での食道挿入法

- ☐ 左側臥位では，原則として左食道入口部から挿入する．
- ☐ 左側臥位では，食道挿入時に咽頭痛が誘発されるので，中程度咽頭麻酔が必要である．
- ☐ スコープを左食道入口部まで進め，嚥下運動に合わせてスコープを挿入する方法がよい．

### ■左側臥位での食道挿入

　左側臥位での食道挿入法は，経口内視鏡の挿入法と基本的に同じである．しかし，経鼻内視鏡ではスコープ先端部をストレートにして下咽頭を見下ろすことができ，挿入前に咽頭反射が起こりにくいため，余裕をもって食道挿入することが可能である．しかし，左側臥位では食道挿入時に咽頭痛が誘発されるため，中程度の咽頭麻酔が必要である．鼻腔予備麻酔の際のビスカス注入量を4 ml程度に増やし，咽頭に流れ落ちたビスカスはしばらく咽頭に溜めておいてもらう．咽頭が敏感な被検者には，さらにキシロカイン液の咽頭噴霧を追加する．

### ■左食道入口部から挿入

　左側臥位では，原則として，左食道入口部から挿入する．経鼻用スコープのシャフトは軟らかく，左側臥位では重力により下方（咽頭左壁側）へたわみやすい．そのため，左右どちらの鼻腔から挿入しても，スコープは下咽頭左壁で安定する（**図7-1①**）．スコープを左梨状陥凹から下咽頭の左縁に沿って進め食道入口部に挿入する．検査中もスコープは下咽頭左壁に安定し，咽頭が動いてもスコープの上下動がなく咽頭痛・咽頭反射の誘発は少ない．

右梨状陥凹から右食道入口部にスコープを挿入すると，上・中咽頭でスコープが下方にわずかにたわみスコープの走行が蛇行する（図7-1 ②）．特にスコープを押す操作の際に，スコープの蛇行が強くなり下咽頭・喉頭を刺激する．また，検査中に被検者が嚥下運動をすると，スコープが左食道入口部に移動し，咽頭反射を誘発することがある．以上より，右食道入口部から挿入することは適切でない．

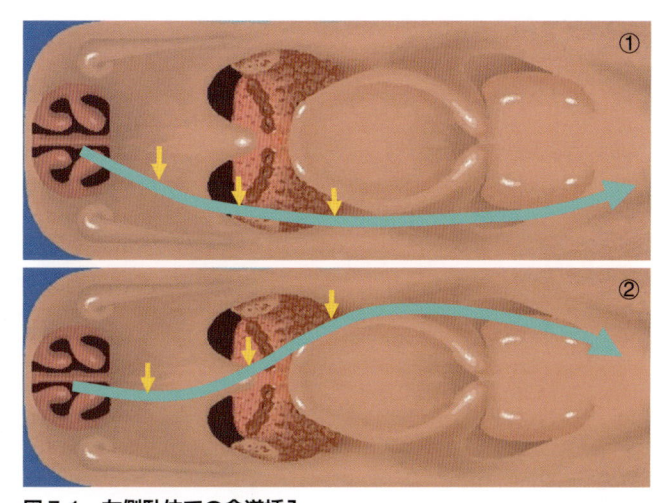

図7-1　左側臥位での食道挿入
①左食道入口部からの挿入，②右食道入口部からの挿入

　ただし，まれに右食道入口部から挿入したほうが，咽頭痛・咽頭反射の誘発が少なくスコープが安定するケースがある（91頁参照）．

## ■嚥下運動に合わせて挿入

　経口内視鏡ではマウスピースを装着するため自然な嚥下運動はできない．経鼻内視鏡では口腔・舌の動きはフリーであり，咽頭の力を抜いて自然な嚥下運動をすることができる．左側臥位での経鼻内視鏡では，この嚥下運動を利用すると比較的スムーズに食道挿入することができる．スコープを左食道入口部まで進めた後，被検者に嚥下運動をしてもらい食道入口部が開いた瞬間にスコープを挿入する．

## ❸半座位での食道挿入法

- 半座位での経鼻内視鏡では,苦痛の少ない食道挿入が可能である(頭部回旋食道挿入法).
- 半座位では,検査中に頭部を左右に回旋することができ,下咽頭・食道入口部を拡げることができる.
- 半座位では,原則として咽頭麻酔を必要としない.
- 食道挿入時にスコープに少しでも抵抗を感じた場合,決してスコープを押し込んではならない.

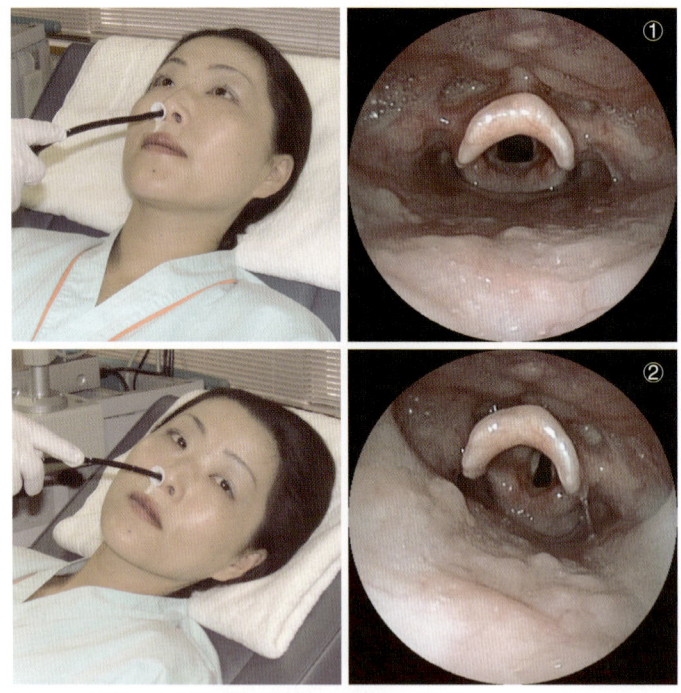

図7-2 頭位による下咽頭の変化(次頁につづく)
①正面,②左45°回旋

## ■頭部の動きに伴う下咽頭の変化　DVD—5

半座位での検査では，頭部を自由に動かすことができる．頭位によって下咽頭の形が変化する（図 7-2）．

### ■頭部回旋による下咽頭の変化

頭部を左に約 45°水平に回旋すると，右梨状陥凹が拡がる．モニター上は，右側の下咽頭後壁が後方に下がるように見える（図 7-2 ②）．バリウム嚥下実験より，右梨状陥凹から下咽頭左辺縁・左食道入口部が拡がる．同様に，頭部を右に約 45°回旋すると左梨状陥凹が拡がる（図 7-2 ③）．

### ■頭部前後屈による下咽頭の変化

頭部を前屈する（顎を引く）と舌根が背側に移動し下咽頭は狭くなる．逆

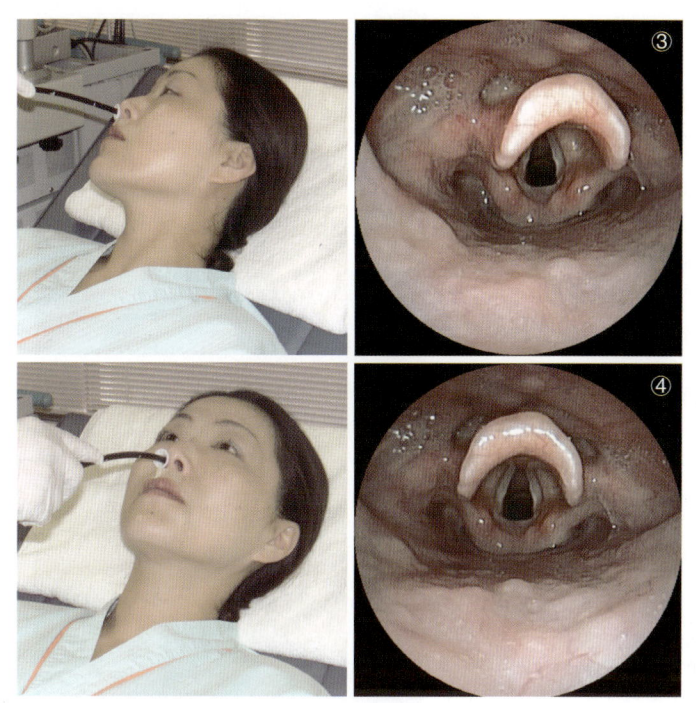

図 7-2　頭位による下咽頭の変化（つづき）
③右 45°回旋，④下顎を少し突き出した状態

| 研究室-6 | **バリウム嚥下実験** DVD—2

頭部を回旋したときの下咽頭・食道入口部の変化を調べるため，頭部の位置を変えてバリウムを嚥下し，食道への流れ方を観察した．

❶ **正面**

輪状軟骨の両側の食道辺縁からバリウムが流れ落ちる（**図 7-3** ①）．

❷ **左 45°回旋**

右側の食道入口部が拡がり，バリウムは右側食道辺縁に沿って流れ落ちる（**図 7-3** ②）．

❸ **右 45°回旋**

右側の食道入口部が拡がり，バリウムは右側食道辺縁に沿って流れ落ちる（**図 7-3** ③）．

実験結果から，頭部を一方に回旋するとその反対側の食道入口部が拡がりバリウムが通過しやすくなる．また，回旋した側の食道入口部は狭くなりバリウムは通過しない．

**図 7-3 バリウム嚥下実験**
①正面，②左 45°回旋，③右 45°回旋．
＊：輪状軟骨による圧排　→：食道入口部

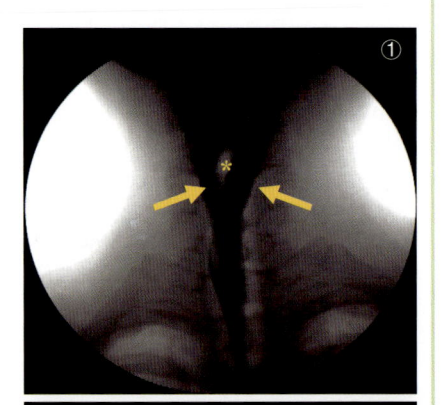

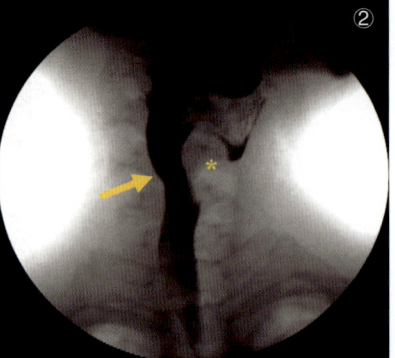

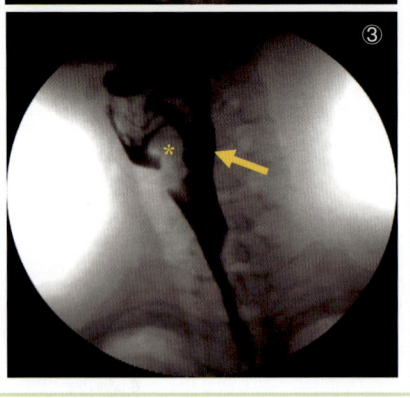

に頭部を後屈する（顎を前に出す）と舌根が前方に移動し下咽頭は広くなる（図7-2④）．

## ■頭部回旋を利用した苦痛の少ない食道挿入法（頭部回旋食道挿入法）

### ■下咽頭の準備

　スコープを下咽頭に進めたところで，下咽頭の拡がりを観察する．喉頭蓋が咽頭後壁に近づいて下咽頭が狭い場合は，被検者に下顎を少し前方に突き出すようにしてもらうと下咽頭が展開する．それでも下咽頭が狭い場合は，舌をほんの少し前方に突き出してもらう．以上の操作で下咽頭が拡がり挿入目標である梨状陥凹が確認できる（図7-4①）．

### ■頭部を挿入鼻腔の反対側に回旋

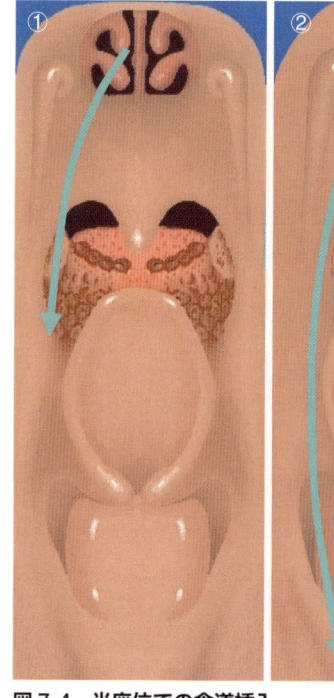

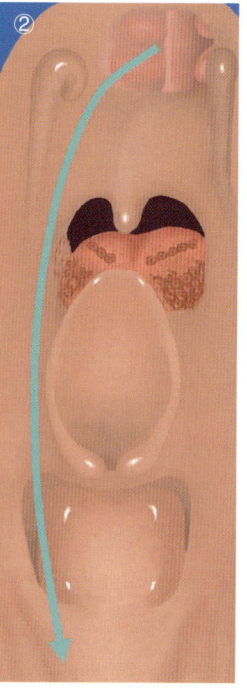

図7-4　半座位での食道挿入
①正面，②右に45°回旋

　スコープ先端を中咽頭の位置で静止し，被検者に頭部を挿入鼻腔の反対側に約45°水平に回旋してもらうと，挿入鼻腔と同側の梨状陥凹・食道入口部が拡がる．

### ■挿入鼻腔と同側の食道入口部に挿入

　原則として，挿入鼻腔と同側の食道入口部にスコープを挿入する．挿入鼻腔と反対側の食道入口部に挿入した場合，スコープは咽頭部で斜行するため

スコープを引く操作の際に対側上方に引っ張られ，スコープが反対側の食道辺縁に移動する危険が生じる．検査中にスコープが反対側の食道入口部に移動すると，咽頭部は強く刺激され咽頭痛・嘔吐反射が発生する．

挿入鼻腔と同側の梨状陥凹の中央寄りを目指しスコープをゆっくり進める．頭部を回旋しているため，スコープをまっすぐ進めていてもスコープ先端は自然に下咽頭辺縁に向かう．スコープを意識して下咽頭辺縁に向けようとすると外方に向かい過ぎるため，まっすぐ下方に進めるイメージでよい．また，梨状陥凹の外側寄りからスコープを挿入するとスコープ先端が外側に向かい過ぎ咽頭痛の発生・下咽頭損傷のリスクがあるため注意を要する．

スコープの挿入方向が適切であれば，スコープは抵抗なくスムーズに食道に挿入される．スコープに少しでも抵抗を感じたときは，咽頭損傷の危険があるためスコープを決して押し込んではならない．いったん挿入を中止して中咽頭まで引き戻し，再度食道挿入を試みる．咽頭に力が入っているためにスコープに抵抗があるときは，被検者に軽く嚥下運動をしてもらうとスコープが自然に食道に落ちるように挿入される（図7-4②）．

頭部回旋食道挿入法では，咽頭痛を誘発することはほとんどないため咽頭麻酔は必要としない．

### ■頭部を回旋する食道挿入法の実際

左(右)鼻腔から挿入する場合の食道挿入法の実際について説明する．

(1) スコープが下咽頭に達した後，食道挿入前に頭部を右(左)に約45°回旋する．
(2) スコープを左(右)梨状陥凹の中央寄りからまっすぐに進める．スコープを把持する右手の力を抜き，スコープを押すのではなく食道内に落とすイメージで挿入する．
(3) 頭部を右(左)に回旋しているため，スコープは下咽頭左(右)縁に自然に向かい左(右)食道入口部から食道内に進む．咽頭部の力が抜けていれば，ほとんど抵抗を感じることなくスコープは食道に挿入される．

# ■食道入口部を逆にしたほうよい特殊なケース

## ■食道入口部選択の原則

左側臥位，半座位における食道入口部の選択法について解説した．まとめると次のようになる．

> (1)左側臥位：左食道入口部
> (2)半座位：挿入鼻腔と同側の食道入口部

## ■食道入口部選択の原則の例外

嚥下運動が左右対称ではなく，どちらか一方の食道入口部から嚥下したほうが嚥下しやすい被検者がいる．嚥下運動に左右差がある被検者では，嚥下しやすいほうの食道入口部から挿入したほうが咽頭異物感・咽頭痛が少ない．

実際の検査では，食道入口部を原則どおりに選択したにもかかわらず，検査中に嚥下運動・嘔吐反射・咳嗽反射に伴ってスコープが反対側に移動することがある．被検者本来の食道入口部にスコープが移動すると，咽頭の異物感・咽頭痛が軽減し，被検者も落ち着く．検査医は，スコープ抜去時にスコープが反対側食道入口部に移動していることを知ることになる．

このような食道入口部選択の原則にあてはまらないケースを検討し，食道入口部に左右差がある被検者をある程度予測可能となった．以下，その方法について解説する．まず，被検者の頭部が真正面を向く位置として，食道挿入前に喉頭・下咽頭を中咽頭正中から観察する．そして，喉頭蓋の形および咽頭後壁と披裂喉頭蓋ひだのつくる角度（図中A）を観察する（図7-5）．

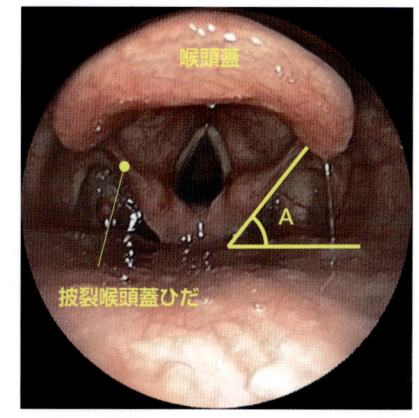

図7-5 下咽頭，喉頭の観察

❶**喉頭蓋，角度 A が左右対称の場合**

　喉頭蓋，角度 A が左右対称の場合は，前述した「食道入口部選択の原則」に従って選択する．

❷**喉頭蓋の形に左右差がある場合**

　喉頭蓋の上縁を観察すると，左右対称ではなく一方がやや短い場合がある（図 7-6）．この場合，短い側の食道入口部からスコープを挿入するほうがスムーズに食道挿入できる．

❸**角度 A に明らかな左右差がある場合**

　被検者の頭部が真正面を向く位置で，角度 A に明らかに左右差がある場合は，角度の大きいほうの食道入口部からスコープを挿入したほうがスムーズに食道挿入できる．図 7-7 の場合，明らかに AR ＞ AL であり右側の食道入口部より挿入したほうがよい．

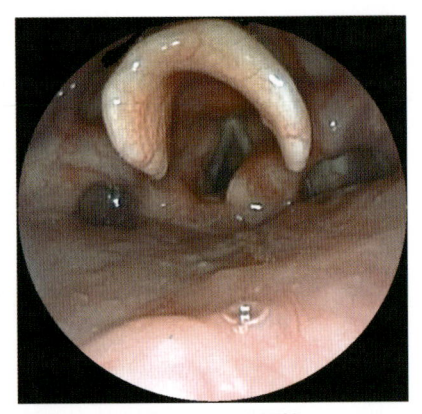

**図 7-6　左右対称でない喉頭蓋**
喉頭蓋の左側が短い

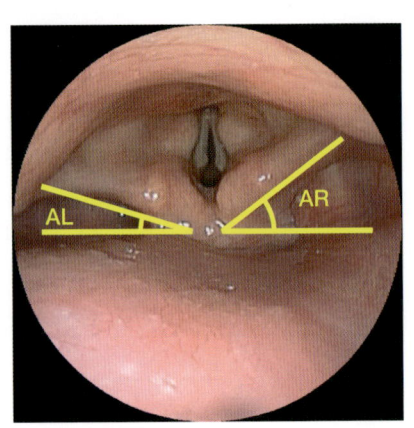

**図 7-7　角度 A の左右差**
右側の角度が大きい（AL ＜ AR）

# D 食道通過直後の注意

> ☐ 食道挿入直後に,被検者の不安が高まるので,スコープの挿入を止め被検者の不安を取るように声をかける.

　スコープ先端部は硬いため,食道通過時に咽頭の異物感が誘発される.とくに初めて内視鏡を受ける被検者は,スコープの異物感に驚くとともに検査に耐えられるか不安を抱く瞬間である.このとき,咽頭に力が入りやすく嘔吐反射を誘発しやすい状況となる.嘔吐反射が誘発されると,咽頭痛・唾液分泌が起こり,苦痛の少ない経鼻内視鏡を実現することは不可能となってしまう.

　そのため,食道挿入直後の対応が非常に重要となる.スコープを食道中部まで進めたところでいったん挿入を止め,被検者に,「のどの力を抜いて口でゆっくり呼吸してください.少し経つとのどの異物感は軽くなりますので,心配しないでください」と声をかける.そして,被検者が落ち着いたことを確認してから,スコープを食道下部へと挿入する.

# 8 検査中・検査後のポイント

## Ⓐ鎮痙薬の使用

> ☐ 経鼻内視鏡では，鎮痙薬の使用は必須ではない．
> ☐ 経鼻内視鏡における鎮痙薬として，ブスコパン筋注は適切とは言えない．
> ☐ ブスコパン少量静注法・ペパーミントオイル撒布法が経鼻内視鏡に適した蠕動抑制法である．

### ■鎮痙薬の使用について

　経鼻内視鏡は検査中の苦痛が少ないため，被検者・検査医ともに心理的・時間的に余裕を持って検査を行うことができる．また，検査中に激しい嘔吐反応は起きないため蠕動運動も弱く，観察に支障をきたすことは少ない．そのため，経鼻内視鏡では鎮痙薬の使用は必須ではない．しかし，蠕動運動が強い場合や生検の可能性が高いと検査前にわかっている場合などは，鎮痙薬を使用したほうがよい．鎮痙薬の使用の有無，その使用法について，検査医自身が個々の検査に応じて判断すべきである．

### ■ブスコパンの使用
#### ■ブスコパン筋注

　経口内視鏡では，検査前にブスコパンを筋注することが多い．しかし，経鼻内視鏡では丁寧なスコープ操作が必要となり検査時間が長くなるため，ブ

スコパン筋注では検査後半に蠕動抑制効果が切れてしまうことが多い．特に蠕動抑制が必要となる生検は検査終盤に行うことが多いため，ブスコパン筋注は適切な方法とは言えない．また，筋注は疼痛を伴うため，苦痛が少ない検査を目指している経鼻内視鏡にはなじまない．

■ **ブスコパン少量静注法**

確実な蠕動抑制を必要とするケースでは，ブスコパン少量静注法が最適な蠕動抑制法である．ブスコパン少量静注法は，検査医が必要と判断したときに迅速・確実に蠕動を抑制することができる．病変の存在が疑われ生検が必要となる可能性が高い場合に適している．

ブスコパン少量静注法を行うためには，静脈ラインを確保しなければならない．留置針を穿刺するときに疼痛を伴うため，皮膚用麻酔薬を使用して疼痛の軽減に配慮する．蠕動抑制効果は速やか確実であり，ブスコパン 2 mg の静注で 2 分程度効果が持続する．人間ドック・健診などで同日に血液検査も行う場合，静脈ラインを確保する際に採血することができるメリットがある．ただし，ブスコパン少量静注法を行うときは，検査中のモニタリングが必要である．

❶**準備品**

・貼付用局所麻酔剤ペンレス®（以下，ペンレス）（図 8-1）
・24 G 留置針，延長チューブ，三方活栓
・生食，ブスコパン

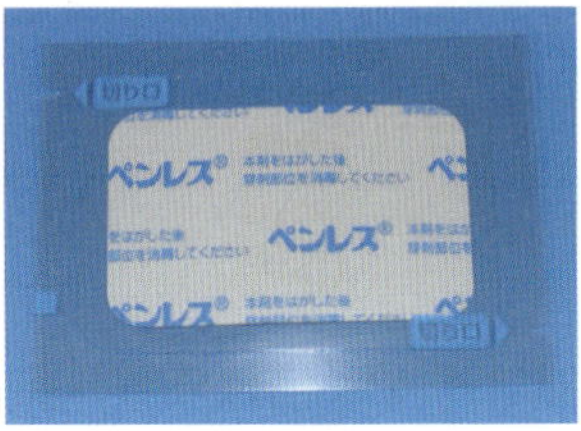

図 8-1　ペンレス

❷**静脈ラインの確保**

静脈ライン確保は留置針を穿刺するときに疼痛を伴うため，ペンレスを使用し疼痛の軽減に十分に配慮する．

(1) ペンレスの皮膚麻酔効果の発現には30分以上を要するため，来院時に左腕を駆血して穿刺部位を決めてペンレスを貼る（図8-2①②）．
(2) ブスコパン1Aを生食で希釈し全量を10 mlとする（ブスコパン溶液の作製）．
(3) 前処置終了時（ペンレス貼付後30分以上経過），ペンレスをはがし穿刺予定部位に24 G留置針を留置する．延長チューブ・三方活栓を接続し，ルート内をブスコパン溶液で満たす．血液検査を行う場合は，採血後ブスコパン液でルート内を満たす．
(4) 留置針・延長チューブをしっかりと固定する（図8-3）．

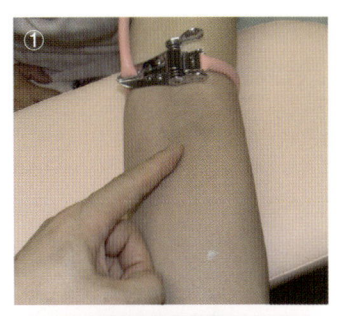

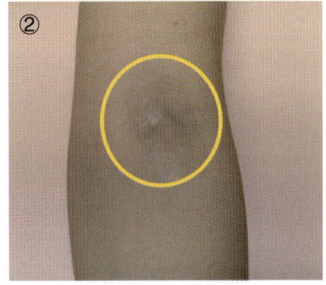

図8-2　静脈ラインの確保
①駆血して穿刺部位を決定，②ペンレス貼付

### ❸方法

唾液の分泌抑制を期待し，検査開始前にブスコパン溶液2 mlを静注する．検査中，検査医は蠕動抑制が必要と判断したとき，ブスコパン溶液2 mlをゆっくり静注する．

## ■ペパーミントオイル撒布法

ペパーミントオイル撒布法（以下，PO法）は，疼痛を伴わず副作用もないことより，経鼻内視鏡にふさわしい蠕動抑制法である．しかし，PO法にはいくつかの弱点があり，その特徴をよく理解して使用することが重要である．

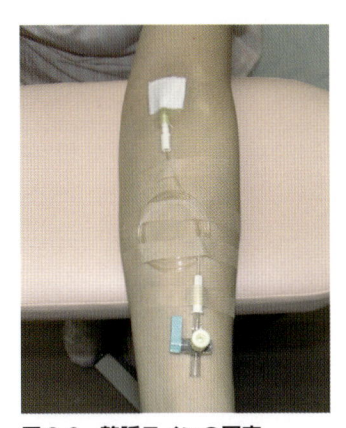

図8-3　静脈ラインの固定

### ■ PO法の特徴

PO法の特徴を以下にまとめる．

(1) 疼痛を伴わないこと，副作用がないことが最大のメリットである．
(2) 効果発現には，30～60秒程度の時間を要する．
(3) 蠕動抑制効果はマイルドであり，被検者によって効果に差がある．
(4) 撒布後，粘膜がわずかに発赤することがある．
(5) 撒布後，レンズ面が曇るため送水してレンズ面を洗う必要がある．

### ■使用法

PO溶液20 ml（4頁参照）をシリンジに充填し，鉗子口から蠕動抑制効果を期待する領域を中心にできるだけ広範囲に撒布する．

### ■撒布部位

蠕動運動を起こしやすい胃角部・胃前庭部・十二指腸に撒布する．特に蠕動運動の強い胃前庭部にはできるだけ広範囲に撒布する．うまく撒布できなかったときは，吸気して前庭部をしぼませることでペパーミントオイルを粘膜面に付着させる．

### ■撒布のタイミング

筆者は，胃前庭部と十二指腸を観察した後，再び前庭部にスコープを戻した時点で胃角部から胃前庭部に撒布している．幽門近傍および十二指腸を特に観察するときは，十二指腸にも10 ml程度撒布する．PO溶液撒布のタイミングは観察手順によって異なるため，検査医自身が自分の観察手順に合わせて決めればよい．

## ❺唾液の処理法

☐ 検査中に唾液が口腔内に溜まると誤嚥して，咳嗽反射を誘発することがある．
☐ 唾液を適切に処理することは非常に重要である．
☐ 被検者は口から唾液を吐き出すことに抵抗を感じる．

## ■唾液処理の必要性

　唾液が口腔内・下咽頭に溜まるとスコープに付着し，スコープを押す操作の際に喉頭内に流入し咳嗽反射を誘発することがある．検査中の咳嗽反射は，経鼻内視鏡は一瞬にして苦しい検査に変えてしまう．また，咳嗽反射の反動でスコープが振動し，鼻腔・咽頭を損傷する危険がある．経鼻内視鏡では唾液の分泌量は多くはないが，適切に唾液を処理することは重要である．

## ■唾液処理法

　経口内視鏡では，被検者は検査の苦痛に耐えることで精一杯であり，唾液を吐き出すことを気にする余裕はない．しかし，経鼻内視鏡では苦痛が少なく平常心に近いため，多くの被検者は口から唾液を吐き出すことに抵抗を感じる．被検者の心情を十分に配慮した唾液の処理法が望ましい．

### ■処理法の種類

　唾液の処理法は，4通りの方法がある．

> (1)口腔から吐き出す（吐き出し法）．
> (2)ティッシュペーパーで唾液を拭き取る（ティッシュ法）（図8-4①）．
> (3)唾液処理用の吸引機で吸い取る（吸引法）（図8-4②）．
> (4)唾液を飲み込んでもらう（嚥下法）．

　唾液処理法は，検査体位によって異なるため，検査体位ごとに説明する．

### ■左側臥位での唾液処理

　左側臥位では頭部を若干下に向けてもらうと，唾液は自然に口元に移動し容易に吐き出すことができる．しかし，経鼻内視鏡の被検者（特に女性）は，吐き出し法には抵抗を感じることが多く，指示どおりに吐き出してくれないことがある．そのため，ティッシュ法または吸引法で唾液を処理するほうがよい．右手にティッシュペーパーを持ってもらい自分で唾液を拭き取ってもらう．介助者は使用したティシュペーパーを受け取り，新しいものを手渡す．吸引法では，右手に吸引チューブを把持してもらい，被検者自身で唾

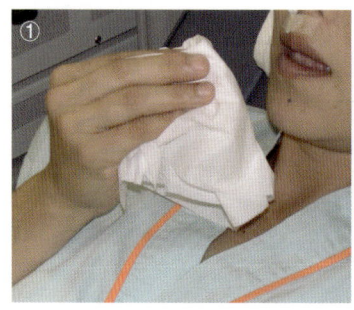

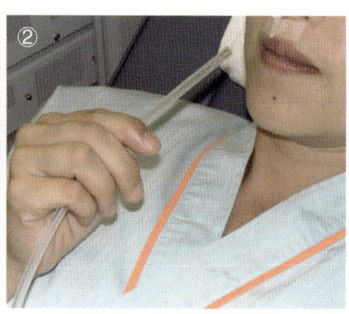

**図 8-4 唾液の処理法**
①ティッシュ法，②吸引法

液を吸引してもらう．

■**半座位での唾液処理**

　半座位での経鼻内視鏡では，唾液が口腔に溜まりやすいため，唾液の処理は非常に重要である．口腔内に分泌された唾液は，左側臥位に比べ容易に下咽頭に流れ落ちてしまう．下咽頭に溜まった唾液は，スコープの動きによって誤嚥され咳嗽反射を引き起こす．検査中に咳嗽反射が起こると，苦痛の少ないはずの検査は一瞬にしてつらい検査に変わってしまう．

　半座位では，ティッシュ法・吸引法・嚥下法のどの方法でも可能である．嚥下法は，嚥下時に咽頭に違和感を生じること，嚥下した唾液が胃内に流れ落ちて観察のじゃまとなることが欠点である．ティッシュ法は，手軽であるが上手に唾液を拭き取れない被検者がいること，女性の被検者ではティッシュ法でも抵抗を感じることがあることが欠点である．吸引法は最も優れた唾液処理法であるが，専用の吸引機を準備しなければならずコストがかかる．

# ❸呼吸法

- 経鼻内視鏡では，検査中は「口呼吸」が原則である．
- 口呼吸をすることで，呼吸が楽になり，唾液の分泌も減少する．

## ■検査中の呼吸法＝口呼吸

　経鼻内視鏡ではスコープにより挿入側の鼻腔が塞がれるため「口呼吸」が原則である．検査中，被検者はスコープによる異物感のため咽頭・下顎に力が入り，歯を噛みしめてしまいがちである．歯を噛みしめると，唾液の分泌を促進してしまい誤嚥につながる．そのため，検査中，口を少し開けてゆっくりと口呼吸をしてもらう．口呼吸により咽頭・下顎の力が抜け唾液の分泌が減り唾液処理にも有用である．

## ■鼻腔通過時の呼吸

　鼻腔通過後，上咽頭から中咽頭にスコープを進める際，軟口蓋と咽頭筋によって中咽頭が閉塞していることがある．このときは，口をむすんで鼻呼吸をしてもらうと中咽頭へのルートが開く（図8-5）．

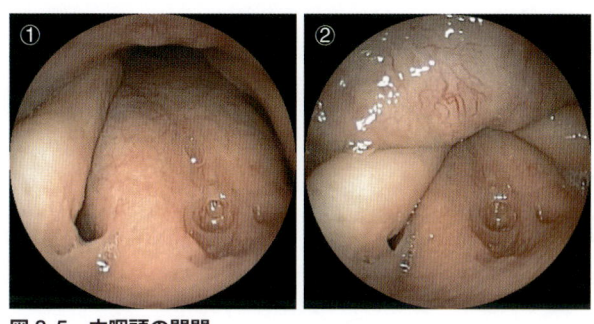

**図8-5　中咽頭の開閉**
①中咽頭が開いている，②中咽頭が閉じている

## ⓓ 検査中の会話

- 経鼻内視鏡のメリットは，検査中に話をすることができる．
- 検査中に被検者と会話をすることで，被検者の不安を減らし満足度の高い検査を実現することができる．

### ■被検者との会話の重要性

経鼻内視鏡では，検査中に被検者が話をすることができる．これは経鼻内視鏡の大きなメリットであり，このメリットを生かすことで安全で苦痛の少ない検査を実現することができる．被検者と検査医が会話をしながら検査を進めることで，被検者の不安を減らすとともに満足度の高い検査が可能となる．セデーション下に経鼻内視鏡を行う施設があるが，これでは検査中に被検者と話ができず経鼻内視鏡のメリットの半分を放棄することに等しい．安全で苦痛の少ない経鼻内視鏡のためには，検査中の会話は非常に重要である．

### ■被検者の体調を聞く

経鼻内視鏡に限らず，すべての医療行為において安全は最も優先すべき事項である．経鼻内視鏡では，被検者自身が最も正確なモニター装置といえる．検査中に，検査医・介助者は被検者に話しかけ，被検者の体調を常に把握するように努める．

- 「鼻は，痛くないですか．」
- 「苦しいところはないですか．」
- 「少しでもつらいときは，すぐに言ってください．」

### ■検査がより楽になるようにアドバイス

検査中，被検者はスコープの異物感に耐えなければならない．被検者の緊

張・不安が強いと，咽頭に力が入ってしまう．咽頭に力が入ると下咽頭・食道入口部が狭くなり，スコープの異物感が増して咽頭痛を誘発する．また，被検者の呼吸は速くなりやすいため，ゆっくりと口呼吸することを説明する．検査医・介助者は常に被検者に声をかけできるだけリラックスさせるように心掛ける．

- 「肩の力を抜いてください．」
- 「首とのどの力を抜いてください．」
- 「口を少しあけて口でゆっくり呼吸してください．」
- 「ツバは口に溜めないで，ティッシュで拭き取って（吸引チューブで吸って）ください．」
- 「ツバは飲み込んでもかまいません．ゆっくり落ち着いて飲めば大丈夫です．」
- 「咳が出ても大丈夫です．咳が出そうでしたら，落ち着いて咳をしてください．」

## ■検査所見を説明

被検者に余裕のある場合，検査医はリアルタイムで検査所見を解説することができる．被検者が自分の胃の映像に注目することで，自然に咽頭の力が抜けて異物感が軽減するメリットがある．しかし，被検者によっては映像を見ることで気分をわるくすることがあるので，前処置中に自分の胃の中を見てみたいかを聞いておくとよい．

病変部位を生検する場合は，被検者の様子をみて映像を見せるかどうかを検査医が判断する．また，悪性疾患を疑う病変がある場合，検査中に被検者に不安を抱かせないように配慮する．

- 「もうすぐ胃の中に入ります．」
- 「胃液が少し溜まっているので吸引しています．」
- 「ここが胃の出口です．この向こう側が十二指腸です．」
- 「ここに赤くなっているところがあります．軽い胃炎の所見です．」
- 「顕微鏡の検査のために粘膜を少し採取します．少し出血しますが，見ても大丈夫ですか．」
- 「すこしデコボコしたところがありますので，念のため顕微鏡の検査をしておきましょう．」

## 🅔 抜去時の注意

- 唾液の誤嚥を予防するため，スコープが下咽頭に抜けた瞬間から吸引を掛ける．
- スコープが鼻腔狭窄部を抜けて 1～2 秒後に出血することであるので注意する．

### ■食道から咽頭へ抜去時の注意

　スコープを食道入口部から咽頭に抜去するとき，スコープ先端部により異物感が生じる．また，下咽頭に溜まっていた唾液が跳ねて誤嚥し，咳嗽を誘発する危険がある．そのため，頸部食道の観察終了後，スコープを咽頭に抜くことを被検者に知らせたほうがよい．

　「これからカメラをのどに抜きます．抜くときに少し違和感があります．できるだけのどの力を抜いてリラックスしていてください．」

　唾液の誤嚥を予防するため，スコープが下咽頭に抜けた瞬間から吸引をかけて，十分に下咽頭の唾液を吸引し，可能であれば下咽頭・喉頭を観察する．

### ■鼻出血の確認

　スコープを後鼻孔まで引き抜いたところで，いったん体勢を整える．そして，スコープをゆっくり引きながら鼻腔を観察する．鼻腔狭窄部を過ぎスコープの抜去ルートが一望できる位置でスコープを止め鼻出血の有無を必ず確認する．鼻腔を観察せずに一気にスコープを抜去することは，鼻出血の確認ができないだけでなく，抜去時に鼻粘膜を損傷することがあるため絶対に避けなければならない．

　鼻出血を確認する上で注意することは，スコープが鼻腔狭窄部を抜けてから 1～2 秒後に出血がみられることである．そのため，スコープの抜去ルートを 3 秒以上観察した後，外鼻孔からスコープを抜去する（図 8-6）．

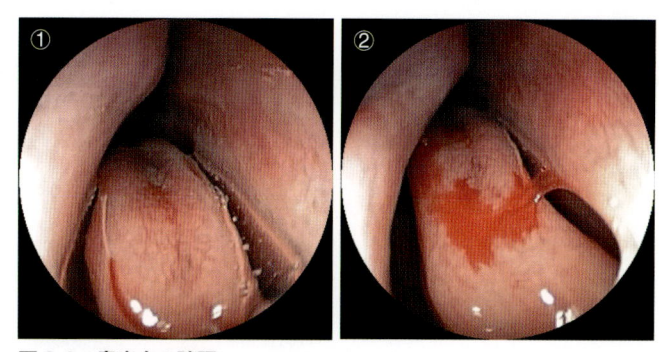

図8-6　鼻出血の確認
①抜去直後，②数秒遅れて出血する

# F 検査後のポイント

- [ ] 咽頭麻酔をしない場合，生検をしなければ検査後すぐに食事が可能である．
- [ ] 検査後，鼻を強くかむと鼻出血を起こすことがあることを説明する．

## ■検査後の食事

　検査終了時，検査医または看護師は検査後の注意事項について説明する．被検者は空腹であり，検査後の食事についての説明は大事である．食事の開始時刻は，咽頭麻酔の有無・生検の有無によって異なる．

### ■咽頭麻酔を行わない場合

　咽頭麻酔をしない場合は，検査後すぐに食事が可能である．生検の有無によって，検査後の食事の開始時刻を決める．

#### ❶生検しないとき

　検査後，すぐに食事が可能である．

❷**生検したとき**

　生検部位からの出血があるため，検査後 30 分は絶飲食とする．検査 30 分後より冷たい水分（水・お茶・イオン飲料など）のみを許可し，1 時間後より食事を可能とする．ただし，最初の食事は熱いものは避けてもらう．

　ただし潰瘍性病変などの食事制限を要する病変がある場合は，治療上の観点から検査後の食事を決める．

■**咽頭麻酔を行った場合**

　中等度の咽頭麻酔を行った場合は，検査後の食事は経口内視鏡に準ずる．咽頭麻酔の強度に応じて，検査後 1〜2 時間で食事を許可する．

## ■鼻出血の予防

　検査直後に鼻出血がみられなくても，帰宅後に鼻出血することがある．検査後，一過性の鼻炎となるため鼻を強くかんだときに鼻出血を起こすことが多い．検査後に鼻汁が出る場合は，鼻を強くかまないで拭き取るように説明する．また，鼻出血がみられたときの対処法についても説明する（127 頁参照）．

# 9 経鼻内視鏡での観察法

## Ⓐ 経鼻内視鏡でのスコープ操作法

> □ スコープの挿入角度を常に適切に保持する．
> □ スコープ操作はゆっくり愛護的に行う．
> □ 検査中にスコープ操作に抵抗を感じたら，潤滑剤を追加塗布する

### ■経鼻内視鏡でのスコープ操作

　経鼻内視鏡におけるスコープ操作法は，基本的に経口内視鏡と同じである．しかし，経鼻用スコープは細くてしなやかであり，鼻腔を経由して挿入するため，経鼻内視鏡に特有な操作上の注意点がある．

#### ■適切な挿入角度の保持

　外鼻孔でのスコープの挿入角度を適切に保たなければならない（図9-1）．適切な挿入角度は挿入ルートによって若干異なるが，鼻腔通過時に最も抵抗の少ない方向が適切な挿入角度である．挿入角度が顔面に対し鋭角になると，スコープが鼻腔内で頭側にループを拡大し，鼻痛を誘発する．

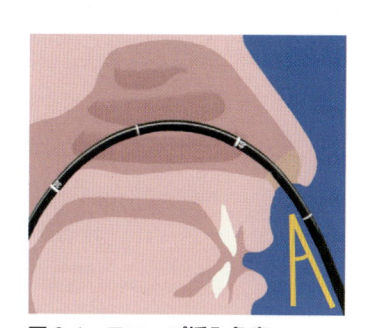

**図9-1　スコープ挿入角度**

#### ■愛護的なスコープ操作

　スコープの操作速度はゆっくり愛護的に行う．経口内視鏡では比較的速くスコープを引くことができるが，経鼻内視鏡では引き操作もゆっくりと行わ

なければならない．また，スコープの回転操作は，左手グリップからシャフト全体を軸回転させる．シャフトを右手のみで回転させると，鼻腔内でループが変形し鼻痛を誘発する．

## ■潤滑剤の追加塗布

### ■追加塗布の必要性

経鼻内視鏡では，鼻粘膜とスコープとの摩擦により鼻痛・鼻出血を誘発する．検査中にスコープ操作に抵抗を感じたら潤滑剤をスコープに塗布して，摩擦抵抗を減らすことが必要である．このとき，潤滑剤を塗りすぎると下咽頭で溜まり誤嚥から咳嗽反射を起こす危険があるため，適量を薄く延ばすように塗布する．

### ■潤滑剤の塗布法

#### ❶ガーゼ法

潤滑剤を追加する場合，ガーゼに潤滑剤を搾り出しスコープに塗布することが多い．通常，検査医自身が検査を一時中断して右手で塗ることが多い（図9-2①）．この方法は，検査が一時中断すること，ガーゼで塗る際にスコープが動揺し鼻粘膜を刺激することからよい方法とは言えない．

#### ❷シリンジ法

3または5 mlシリンジに潤滑剤を充填しておき，検査医の指示により介助者がスコープ（ノーズピース装着時は漏斗部）にシリンジで塗布する（図9-2②）．この方法では検査を中断する必要がなく，スコープの揺れもほとんどないためよい方法である．ノーズピースを使用する場合，より効率的に潤滑剤を塗布することができる．

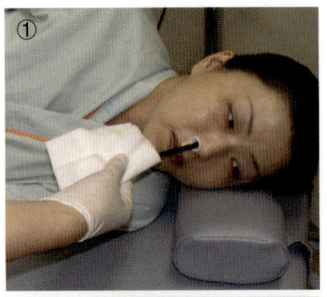

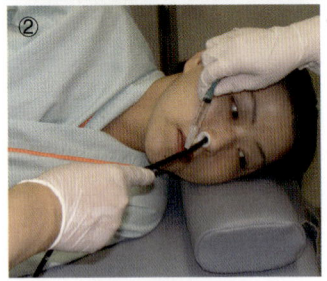

**図9-2 潤滑剤の塗布法**
①ガーゼ法，②シリンジ法

## Ⓑ 経鼻内視鏡での観察法

- 左側臥位での経鼻内視鏡の観察法は，経口内視鏡と基本的に同じである．
- 経鼻用スコープは細くて軟らかいため，若干の工夫が必要となる．
- 鎮痙薬をしない場合，観察法を工夫する必要がある．
- 半座位では消化管の膨らみ方が左側臥位と異なるため，観察法も若干異なる．

### ■左側臥位での観察法

鎮痙薬を使用する場合，観察法は経口内視鏡と基本的に同じである．経鼻

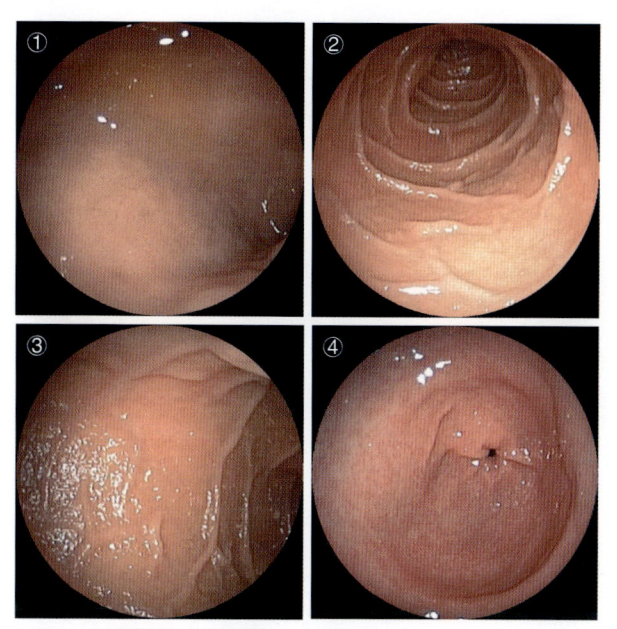

図9-3　左側臥位での観察法（次頁につづく）
①十二指腸球部，②十二指腸下行部，③上十二指腸曲，④胃前庭部

**図9-3 左側臥位での観察法（つづき）**
⑤胃角部，⑥噴門部，⑦穹隆部，⑧胃体部小彎，⑨胃体部大彎，⑩食道・胃接合部，⑪食道

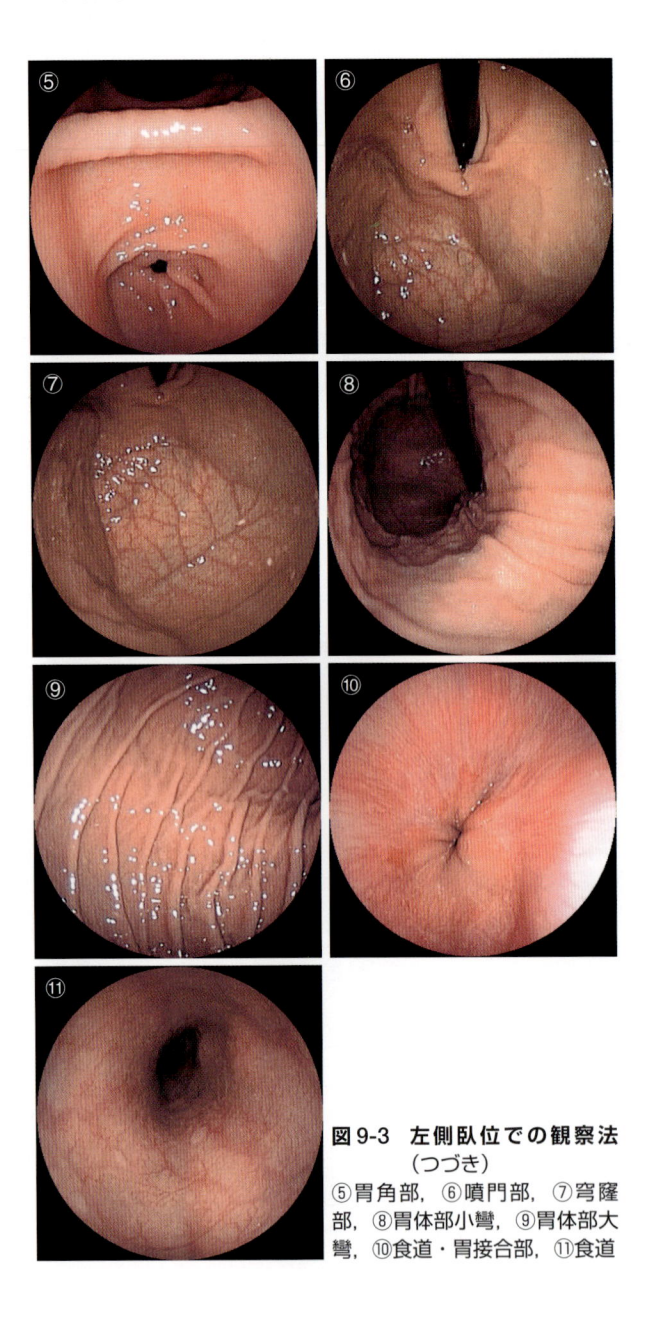

用スコープは細くて軟らかいため，若干の工夫が必要となる．以下，食道挿入後から経鼻内視鏡での観察法を解説する（図9-3）．

### ■食道挿入～食道・胃接合部

食道挿入直後，被検者は苦痛・不安が強く呼吸が安定しておらず，深吸気時に呼吸を止めるように協力を求めることは無理である．したがって，食道の観察は，検査終盤のスコープ引き抜き時に行う．

スコープが食道内腔の中心に位置するように調節し，少量の送気をしながらスコープを食道下部へとゆっくり進める．食道挿入時は，観察可能な範囲のみの観察にとどめ，詳細な観察は引き抜き時に行う．

### ■食道・胃接合部の通過

食道・胃接合部を確認したら，いったんスコープを止め噴門口の中心を確認する．噴門口が広く胃内腔が確認できる場合は，そのままゆっくりスコープを胃内に進める．噴門口が狭いときは，送気により食道・胃接合部を拡げ噴門口の中心にスコープ先端に合わせゆっくりスコープを進める．

経鼻用スコープは軟らかいため，スコープ先端部のすべりが悪いとスコープ軟性部が食道内でたわみ，食道・胃接合部を越えにくいときがある．このような場合，送水してスコープ先端を濡らすとすべりがよくなり食道・胃接合部を通過しやすくなる．スコープが噴門口を通過したら少量の送気をして胃内腔を確認する．

### ■胃内の通過

最初から胃を大きく膨らませると，スコープが胃内でループを形成し十二指腸に挿入しにくくなり，さらに胃の蠕動運動も誘発してしまう．そのため，十分な送気による胃の観察は十二指腸の観察後に行う．胃内腔を確認できる程度の少量の送気をしながら幽門を目指す．この際，スコープ先端が胃粘膜をこすると粘膜出血を起こすので，粘膜に接触しないように注意する．大彎のヒダに沿ってスコープを進めると，前庭部に到達する．幽門輪を正面視して，スコープを十二指腸球部に挿入する．急いでプッシュして越えようとすると上手く幽門輪を通過できないことがある．そのときは，スコープ先端を幽門輪に合わせて保持しておくと，前庭部の蠕動運動によって自然に球

部に飲み込まれるように挿入されることがある．

■**十二指腸の観察**

十二指腸球部に挿入後，送気して球部を膨らませ観察する．球部を観察した後，上十二指腸曲を曲がり十二指腸下行部にスコープを進める．スコープ先端部にアップをかけてシャフト部全体を右にひねると下行部に入ることができる．4方向スコープでは，少し右アングルをかけると下行部に挿入しやすい．

下行部内腔を確認しながらゆっくりとスコープを引いて直線化すると，スコープ先端が下行部を進み下十二指腸曲に到達する（図9-4）．プッシュ操作のみでスコープを下十二指腸曲まで進めることは難しい．スコープをゆっくり引きながら十二指腸下行部および十二指腸乳頭を観察する．左側臥位では，十二指腸は膨らんでいるのでほとんど送気をすることなく観察することができる．

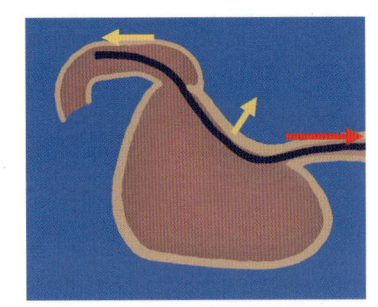

**図9-4 十二指腸下行部の観察**

上十二指腸曲の手前に達したところでスコープを止め，スコープ先端が抜けないように注意して，スコープを押し込みながら胃内にループをつくり，上十二指腸曲を観察する．胃内でスコープが自然なループをつくった状態で，スコープをゆっくりと前庭部に戻す．スコープを引きながら胃まで一気に引き戻すと，上方に引き上げられた胃が急激に下方に移動し，その衝撃で胃の蠕動運動が誘発されやすい．

■**胃前庭部の観察**

左側臥位では，胃体部が左方に落ちるため前庭部が引っ張られ送気によって容易に膨らむ．幽門輪近傍から徐々に口側にスコープを引きながら，見落としのないように360°全域を近景・遠景で観察する．前庭部は蠕動が起こりやすい部位であり，鎮痙薬を使用しない場合は，蠕動運動に合わせて観察部位を変えながら検査を進める（115頁参照）．

### ■胃角部の観察

スコープにアップをかけながらゆっくり引き，前庭部小彎から胃角部の観察に移る．胃角中央部・胃角前壁・胃角後壁を観察し，スコープをさらに引いて角上部を観察する．

### ■噴門部の観察

スコープにアップをかけたまま180°回転して，胃体部小彎を見上げるようにスコープを引き上げる．このとき，観察の障害となる胃体部大彎に溜まった胃内容液をできるだけ吸引する．経鼻用スコープは鉗子口が狭く粘稠な胃内溶液の吸引には時間がかかるため，粘稠な場合は鉗子口から送水し粘度を落として吸引する．そして，噴門部およびその周囲を観察する．

### ■穹窿部の観察

スコープをさらに引いて穹窿部を観察する．左側臥位では，穹窿部・胃体部は膨らみにくいので送気によりひだを伸ばし見落としのないように観察をする．

### ■胃体部の観察

スコープをアップの状態で押し込んで体上部から体下部へ移動し，胃体部小彎・前後壁を観察する．胃角まで到達したらアップを解除して胃前庭部を遠景で確認し，見下ろしでゆっくりスコープを引いて胃体部大彎・前壁を観察する．胃体部大彎はひだが重なり合うため十分に送気してひだを伸ばし死角がないように注意して観察する．胃体上部から穹窿部大彎を観察して胃の観察を終了する．

胃内の空気を吸引するためスコープを再度胃角部まで進め，前庭部・胃体部の空気を抜きながらスコープを噴門まで引き抜いて胃内の空気を完全に吸引する．

### ■食道・胃接合部の観察

スコープを食道・胃接合部が観察できる位置に固定し，観察の妨げとなる唾液などを吸引する．食道・胃接合部から下部食道は深吸気時に膨らむため，被検者に協力してもらいながら観察する．

### ■食道の観察

食道下部からゆっくりスコープを引きながら食道を観察する．食道内腔は主に呼吸の影響により拡張・収縮を繰り返すため被検者にゆっくり大きな呼吸をしてもらい，食道内腔が拡張しているときに観察する．経口内視鏡と異なり，経鼻内視鏡では被検者の苦痛が少ないため，落ち着いて食道を観察することができる．

食道病変の存在位置は，外鼻孔からの距離と食道壁の壁縦隔臓器（心臓・大動脈弓・気管支・椎体）による圧迫所見を参考に推定する．スコープを食道から抜去するとき，咽頭の不快感・誤嚥による咳嗽を誘発する可能性があり注意する．

### ■咽頭の観察

咽頭の観察はスコープ挿入時にある程度行うが，詳細な観察は抜去時に行う．抜去時のほうが咽頭の力が抜けて下咽頭が拡がるため観察しやすい．下咽頭に溜まっている唾液を吸引して喉頭・下咽頭を観察する．

### ■鼻腔の観察

スコープを後鼻孔まで引き抜きいったんスコープを止める．被検者にスコープを鼻まで抜いたので，咽頭を動かしても違和感がないことを伝える．鼻腔を観察しながらスコープをゆっくり抜いてくる．

## ■鎮痙薬を使用しないときの観察法

経鼻内視鏡では，鎮痙薬を使用しなくても通常の検査は可能である．しかし，鎮痙薬をしない場合，蠕動運動が出現するため観察法を少し工夫する必要がある．

### ■観察順の変更

胃内の送気を抑えることにより，胃挿入時には蠕動運動はほとんどみられない．最初に大きな蠕動運動が起こりやすいのは，十二指腸下行部の観察後にスコープが上十二指腸曲から胃にすべるように抜けたときである．前庭部の観察を十二指腸の観察の後にすると，蠕動運動で観察しにくくなる．そのため，先に前庭部を観察し，その後に十二指腸を観察するほうがよい．前庭

部の観察のためには送気して胃を膨らませる必要があるが，観察後に吸引して胃をしぼませてから十二指腸にスコープを挿入する．

■ **蠕動時の観察法**

胃角部・前庭部を観察する際にすでに蠕動運動が起こっている場合，蠕動のタイミングに合わせてフットワークよく観察部位を変えながら観察する．幽門前部から前庭部肛側を観察しているときに蠕動が来たら，スコープを引きアップをかけて胃角部・角上部小彎・前庭部口側を観察する（図9-5①）．胃角部に蠕動が発生したら，スコープをストレートにして前庭部前部を観察する（図9-5②）．この観察法を数回繰り返して胃角部・前庭部の観察を行う．

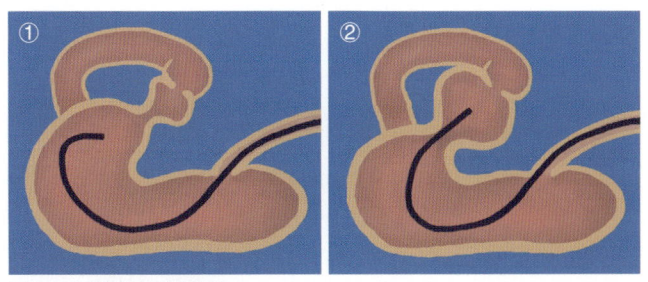

**図9-5 蠕動時の観察法**
①前庭部の蠕動時：胃角を観察する，②胃角部に蠕動あり：前庭前部を観察する

■ **ペパーミントオイル撒布法**

前庭部に生検が必要となる所見を認めた場合，ペパーミントオイルを胃角部・前庭部に撒布する．ペパーミントオイルによる蠕動抑制は効果発現まで1分程度の時間を要するため，胃体部・穹窿部を観察し，蠕動が抑制されたころに再度前庭部にもどり生検などの処置を行う．

## ■半座位での観察法　DVD—6
### ■体位による消化管の変化

　胃・空腸・横行結腸は後腹膜に固定されていないため，体位変換により重力の方向へ腹腔内を移動する．左側臥位では，胃は左側腹部へ移動するため，胃体部・穹窿部は周囲から圧迫される状態となり，前庭部は引っ張られ伸展する．内視鏡で観察すると，胃体部・穹窿部は膨らみが悪く，前庭部・十二指腸下行部は空気が溜まりよく拡張する（図9-6①）．

　半座位では，胃は腹部正中に位置し下腹部方向にわずかに移動する．左側臥位に比べ胃体部・穹窿部は膨らみやすく，前庭部は若干膨らみにくい．十二指腸下行部は前庭部より背側に位置するため，空気が抜けやすく膨らみがわるい（図9-6②）．

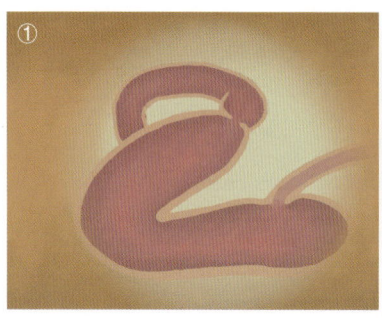

**図9-6　体位による胃の変化**
①左側臥位，②半座位

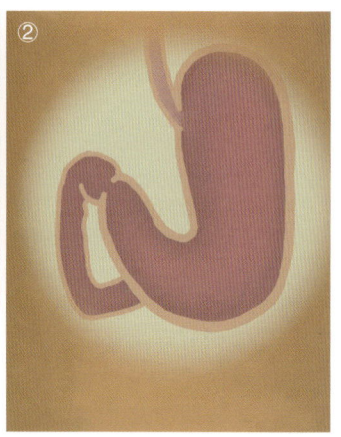

### ■半座位での観察

　半座位での観察法は，胃・十二指腸の膨らみ方が左側臥位のときと異なるため若干の修正が必要となる．送気により胃体部・穹窿部は膨らみやすいため観察しやすいが，前庭部・十二指腸下行部は膨らみが弱く観察しにくい．

半座位での観察のポイントは，前庭部・十二指腸を確実に観察することである．

### ❶体位変換

前庭部・十二指腸の膨らみが十分でない場合，被検者に左斜位になるよう体位を変えてもらう．被検者に右上肢を左側に伸ばしてもらい，介助者が被検者の右肩甲骨を支えて上半身右側を持ち上げて左斜位をとる．左斜位になることで胃が左側に移動し，前庭部が伸展する．また，前庭部・十二指腸は高位になり空気が流入し内腔が拡張する．体位変換の際は，観察は中断してスコープで鼻腔を刺激しないように細心の注意を払う必要がある．

### ❷十二指腸下行部の観察

半座位では，左側臥位に比べて十二指腸下行部の膨らみが弱い．送気して内腔を拡張させたくなるが，送気しても空気は溜まりにくいため内腔は拡張しない．十二指腸での送気量が過量になると，被検者に腹満感・腹部圧迫感を起こすことがあり注意する．また，前庭部を観察しているときに，十二指腸に送気された空気が前庭部に逆流し，幽門前部が盛り上がり観察の障害になることがある（図9-7）．十二指腸下行部は，食道下部と同様に深吸気時に拡張するため，被検者にゆっくりと深呼吸をしてもらい内腔が膨らんでいるときに観察する．

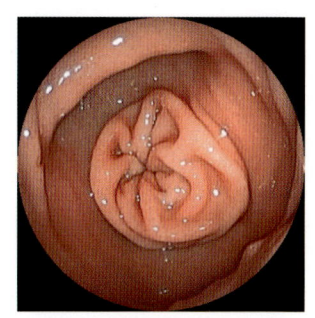

**図 9-7　幽門前部の盛り上がり**

## ⓒ診断能を上げる工夫

> ☐ 経鼻用スコープは画質が劣るため，診断能を上げる手段を積極的に取り入れるべきである．
> ☐ 経鼻内視鏡では，インジゴカルミン撒布法・FICE を併用して視認性を高めるべきである．

### ■経鼻用スコープの診断能

　経鼻用スコープは高画質経口用スコープに比べ画質が劣るため，診断能に不安を抱く検査医が少なくない．そのため，経鼻内視鏡では診断能を上げる手段を積極的に取り入れて，病変の見落としを減らす努力をしなければならない．しかし，経鼻用スコープ EG-530N2（FTS）の画質はかなり向上しており，病変の存在診断において経口用スコープとの差はないと考えている．むしろ，被検者の苦痛が少ない経鼻内視鏡では，検査医が余裕をもって検査することができ，検査を急ぐことによる見逃しの機会が減少する．

### ■色素内視鏡検査

　経鼻内視鏡に限らず，色素内視鏡検査は診断能を上げる有効な手段である．色素内視鏡検査のなかでもインジゴカルミンによるコントラスト法が，簡便で被検者の負担が少なく経鼻内視鏡に適している．

#### ■インジゴカルミン法

　インジゴカルミンを4～5倍に希釈して粘膜面に撒布する．撒布用チューブを鉗子口から挿入し，病変を疑う領域に均一に撒布する．通常観察では捉えられない粘膜表面の立体感や質感を認識することができる．撒布後の不快感はほとんどなく，積極的に行うべき方法である．

#### ■ルゴール法

　ルゴール法は，早期食道癌の診断に非常に有効である．しかし，撒布後に

嘔気・不快感が発生しやすいため，経鼻内視鏡ではFICEなどで食道粘膜の異常を強く疑う場合に実施するのが現実的である．（色素法の詳細は，内視鏡ガイドラインや他の内視鏡専門書を参考のこと.）

## ■特殊光観察

近年，特殊光による観察技術が急速に進歩している．経口内視鏡ではNBI（Narrow Band Imaging）が拡大観察と併用して病変の質的診断・境界診断に使用されている．しかし，NBIを使用可能な経鼻用スコープは，光量が少なく拡大観察ができないためNBIの優れた機能を十分に引き出すことは難しい．

FICE（Fuji Imaging Color Enhancement）は，色調を変化させることで視認性を向上させる技術である．FICEを使用すると，通常観察では識別しにくい同一色調の微細な変化を視認しやすくすることができる．現状の経鼻用スコープの性能を考慮すると，経鼻内視鏡の役割は病変の存在診断であり，質的診断は経口内視鏡による再検査に委ねるべきである．したがって，経鼻内視鏡ではFICEを積極的に使用して，病変の視認性を上げ見落としを最小限に抑えるよう努力すべきである．通常観察とFICEを切り替えながら観察を進め，病変を疑う所見を認めたときにインジゴカルミン撒布を追加する観察法が現状ではベストである．（特殊光観察の詳細は，他の内視鏡専門書を参考のこと.）

# Ⓓ 狙撃生検

- 経鼻用スコープの最大の欠点は，生検が困難な領域が存在することである．
- 通常の生検は針付鉗子を使用し，接線方向の生検はスイング機能付鰐口鉗子を使用するとよい．
- 2方向スコープでは，鉗子とスコープを一体化してスコープ操作で生検するとよい．

## ■経鼻内視鏡での生検の問題点
### ■鉗子挿入時の問題点
　経鼻用スコープの先端部が細いため鉗子の剛性に負けてしまうため，生検鉗子における問題点が存在する．アップアングルを最大にかけた状態で鉗子をスコープ先端から出すことができない．鉗子を先端部近くまで送り，いったんアングルを解除してから鉗子をスコープ先端から出さなければならない．その後アップアングルを最大にかけても，元の角度までアングルをかけることができない．

### ■生検不可能な領域の存在
　現在，経鼻用スコープの最大の欠点は，生検が困難な領域が存在することである．最大のアップアングルでのみ観察できる領域は，現在のスコープと鉗子では生検不可能なことが多い．胃の形状にもよるが，噴門部は困難となることが多い．また，経鼻内視鏡に限らず接線方向の生検は難しいが，経鼻用スコープはシャフトが軟らかいため鉗子を閉じるときにはじかれることが多い．今後，スコープ・生検鉗子の改良によって，この問題が解決されることが強く望まれる．

### ■モニター画像の揺れ
　経鼻用スコープは細くしなやかなため被検者の呼吸運動・心拍動の影響を

受け，スコープ先端が動きやすく画像が揺れる．そのため，生検のタイミングが取りにくく，生検に時間を要することがある．

## ■生検法の工夫
### ■生検鉗子の選択
　生検鉗子を選択するポイントは，ワイヤ部の剛性とカップの形状である．ワイヤ部の剛性は，経鼻用スコープのアングル操作を損なわない軟らかいものが理想である．現在市販されている生検鉗子では，ディスポーザルタイプよりもリユースタイプに軟らかいものが多い．

　カップの形状については，標準型鉗子よりも針付型・鰐口型鉗子のほうが生検時にはじかれることが少なく組織を確実に採取できる．さらに，スイング機能付であると接線方向の生検がより確実に行える．

　筆者は，通常の生検は針付鉗子を使用し，接線方向で生検が難しそうな場合にスイング機能付鰐口鉗子を使用している（図9-8）．

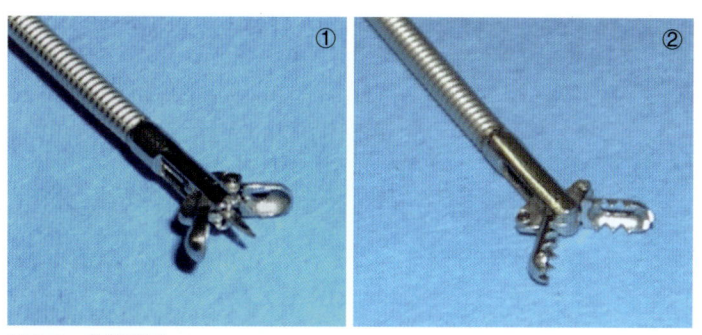

**図9-8　生検鉗子**
①針付型（FB-34K-1），②鰐口型（FB-52K-1，オリンパス）

### ■被検者の協力
　経鼻内視鏡では，被検者に協力を求めることが可能である．生検直前，被検者に息止めをしてもらうことで呼吸による鉗子の揺れをなくし狙撃率が向上する．

### ■2方向スコープでの生検

　2方向スコープでの生検は，さらに難易度が高い．4方向スコープと同様に狙いを定めてから鉗子を押し込む方法では，よほどタイミングが合わないと狙撃生検は困難である．2方向スコープでは，鉗子を1cm程度スコープ先端から出して，スコープと生検鉗子を一体としてスコープ操作で生検すると比較的うまくいくことがある．

# 10 経鼻内視鏡に特有な偶発症

## Ⓐ 鼻痛

- 鼻痛は，経鼻内視鏡の最大の偶発症である．
- 検査中に鼻痛があるようでは，経鼻内視鏡を行う意味がない．
- 鼻腔麻酔（スティック法）を丁寧に行うことで，鼻痛はコントロールできる．
- 検査中はスコープ挿入角度を適切に保持し，潤滑剤を追加塗布する．

### ■経鼻内視鏡における鼻痛

経鼻内視鏡の被検者は，苦痛の少ない検査を期待して来院している．鼻痛の発生は被検者の期待を裏切る結果となるため，鼻痛ゼロを目指すべきである．鼻痛の原因は，主に次の3つである．

(1) 鼻腔挿入時のスコープ先端による鼻粘膜の圧迫
(2) シャフトによる外鼻孔・鼻粘膜の圧迫
(3) スコープと鼻粘膜との摩擦

### ■鼻痛の種類
#### ▪鼻腔痛

鼻腔痛とは鼻腔内の疼痛であり，経鼻内視鏡における鼻痛の中心である．鼻粘膜は非常に敏感であり，外的刺激により強い疼痛を生じる．鼻腔痛の原

因は，スコープの鼻粘膜への圧迫と摩擦である．鼻粘膜の圧迫は，鼻腔挿入時にスコープ先端部が鼻甲介・鼻中隔に当たるとき，また検査中にシャフトのループが鼻甲介を押し上げるときに起こる．スコープを押す際，シャフトがつくるループが頭側に拡がり外鼻孔・鼻粘膜を圧迫刺激する（図10-1）．スコープと鼻粘膜の摩擦は，検査中にスコープが動くと常に発生する．

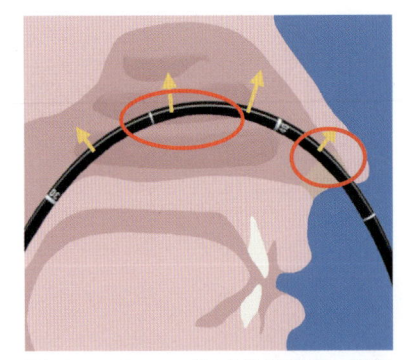

**図10-1　スコープによる鼻甲介・外鼻孔の圧迫**

### ■外鼻孔痛

外鼻孔痛とは，外鼻孔を構成する鼻翼・鼻前庭の疼痛である．検査中にスコープにより外鼻孔が強く押し上げられることで発生する．検査医がモニター画面に集中しすぎてスコープの挿入角度への注意が散漫になると起こりやすい．

## ■鼻痛の予防

### ■確実な鼻腔麻酔

鼻痛を予防する基本は，丁寧で確実な鼻腔麻酔である．前処置の効率性を優先すると，不十分な鼻腔麻酔となり鼻痛の発現率が高くなる．スティック2回法を確実に行うことにより，鼻腔痛はコントロールすることができる．

### ■愛護的なスコープ操作

スコープ操作は愛護的に行う．スコープを動かすことができる最小の力でスコープを把持し，一定の速度でゆっくりとスコープを動かす．また，スコープ操作に少しでも抵抗を感じたときは，潤滑剤を追加塗布する．

### ■ノーズピースの使用

ノーズピースを装着することによって，外鼻孔にかかるスコープの圧力を外鼻孔全体に分散して外鼻孔痛が軽減される．また，スコープの走行が安定

し，鼻腔痛・鼻出血を減少させる効果がある．

# ❸ 鼻出血

> ☐ 鼻腔挿入時に鼻出血がみられた場合，原則として，検査は中止すべきである．
> ☐ 抜去時の鼻出血は，スコープの圧迫が解除されてから一瞬遅れて発生することがある．
> ☐ 検査終了時，帰宅後の鼻出血に対する対処法について説明する．

## ■鼻腔の鼻出血
### ■挿入時鼻出血の原因
　鼻粘膜は傷つきやすく，スコープ先端部が少し強めに当たることで容易に出血する．鼻腔が狭いケースでは，鼻腔狭窄部を越えるときに無理をすると鼻出血を誘発する．経鼻内視鏡を行う検査医は，どの程度まで力を加えると鼻出血するかを経験により修得しなければならない．ブラインドでの挿入や挿入ルートを無視した挿入による鼻出血は，検査医の未熟な技術が原因であり論外である．挿入ルートに沿ってスコープを進めても，スコープ先端部が鼻粘膜のわずかな窪みに引っかかりスコープを進められなくなることがある．このとき無理にスコープを進めると鼻出血を誘発する．スコープをわずかに引いて挿入方向を微調整しながら進めていく．

### ■鼻出血後の対応
　鼻腔挿入時に鼻出血がみられた場合，原則として，検査は中止すべきである．血液により視野がふさがれ，挿入を強行すれば重大な鼻腔内損傷を招く危険がある．いったんスコープを引き抜いて，止血処置を行う．挿入鼻腔を正確に判定している場合，対側の鼻腔から挿入を試みても成功の確率は低く，いったん検査を中断して今後の対応を被検者と相談すべきである．

❶後日再検査を行う

　後日再検査を行う場合は，より細径である2方向スコープによる検査を予定する．被検者の経鼻内視鏡に対する不安が強い場合は，セデーションによる経口内視鏡を勧める．最終的に被検者の希望で検査法を決めるべきである．

❷当日再検査を行う

　当日再検査を行う場合は，対側鼻腔から2方向スコープを用いて行う．被検者が経口内視鏡を希望するときは，セデーションによる経口内視鏡または通常の経口内視鏡を行う．ただし，当日再検査を行う場合は，麻酔薬の量が増えるため十分なインターバルをとり麻酔薬中毒に注意する．

## ■抜去時の鼻出血

　経鼻内視鏡において，スコープ抜去時の鼻出血はある程度やむを得ないと考える．しかし，鼻出血は被検者に少なからず不安を与えるため，その頻度が最少になるように最善を尽くすことが必要である．

　経鼻内視鏡の鼻出血の大部分は，スコープを鼻腔狭窄部から抜いた直後に発生する．そのため，鼻出血の有無を確認しながらスコープを鼻腔からゆっくり引き抜く．スコープ先端が鼻腔狭窄部を抜けて鼻甲介の前縁まできたら，スコープを静止して3秒以上観察して鼻出血の有無を確認してから検査を終了する．抜去時の鼻出血はスコープの圧迫が解除されてから一瞬遅れて発生することがあるため注意する．

### ■抜去時鼻出血の原因

　抜去時の鼻出血は，スコープと鼻粘膜との摩擦により発生する．検査中にスコープが鼻腔を動くことによって鼻粘膜が摩擦され細血管が破綻する．スコープで圧迫され検査中に出血はないが，スコープを抜くと圧迫が取れ出血する．また，抜去時の粗雑なスコープ操作によって鼻粘膜を損傷し出血することもある．スコープ先端部はわずかな凹凸があり，挿入ルートに沿って慎重に抜かないと鼻腔損傷を起こすことがある．抜去時の鼻出血の頻度は5～10%といわれており，鼻粘膜表面の漏出性出血（oozing）が大部分である．

### ■抜去時鼻出血の対応

　抜去時に鼻出血が確認された場合，速やかに止血処置に取りかかる．プリビナで湿らせたタンポンガーゼを鼻腔内に詰める．タンポンガーゼの代わりに歯科で使用するローラーコットンを使用してもよい（図10-2）．約15分後，タンポンガーゼを丁寧に取り出し止血していることを確認する．帰宅途中で再出血する可能性があるため，外鼻孔に綿球を詰めておいたほうがよい．

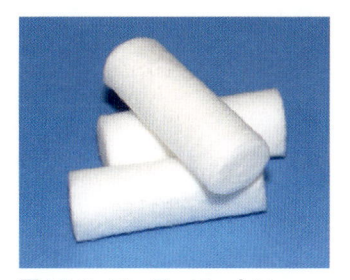

図10-2　ローラーコットン

　筆者は外鼻孔から流れ落ちるような鼻出血を一度も経験したことはないが，上記処置でも止血しない場合は耳鼻科医に依頼すべきである．

### ■帰宅後の鼻出血

　検査直後に鼻出血がみられなくても，帰宅途中あるいは帰宅後に鼻出血を起こすことがある．検査後に一過性の鼻炎の症状がみられることがあり，鼻をかんだりくしゃみをしたりしたときに鼻出血することが多い．通常，帰宅後の出血量は，出血量は少なく被検者自身で対処可能である．検査終了時，帰宅後の鼻出血に対する対処法について次のように説明する．

　「帰宅後に強く鼻をかむと鼻血が出ることがあるので，あまり強く鼻をかまないでください．もし，出血したときはティッシュを細長く丸めて鼻に詰めてください．そして，約5分間指で出血しているほうの鼻を圧迫してください．5分後ティッシュを取って止血していることを確認してください．もし，鼻血が止まらないときは，病院に電話をしてください．」

# 索引

## 数字・欧文索引

2方向アングルスコープ　19
　――での生検　122
4方向アングルスコープ　18
EG-1690K（ペンタックス）　18
EG-530N2（FTS）　18
EG-530NP（FTS）　19
EX-SD7（タカラベルモント）　20
FB-34K-1（オリンパス）　121
FB-52K-1（オリンパス）　121
FICE（Fuji Imaging Color Enhancement）　119
FlexView®21A（ナナオ）　24
FlexView®81A（ナナオ）　24
GIF-N260（オリンパス）　19
GIF-XP260N（オリンパス）　18
KA-8210（パラマウントベッド）　20
NBI（Narrow Band Imaging）　119
OPV-1510（日本光電社）　25
RL-EFRH（タカラベルモント）　22

## 和文索引

### あ行

アーム式液晶モニター　24
アレルギー性鼻炎のチェック　27
イオン飲料，ガスコン溶液の内服　45
インジゴカルミン法　118
インフォームドコンセント　34
医研式スプレー　8，46
異物感，食道挿入時の　81

咽頭痛，検査体位と　82
　――，食道挿入時の　81
　――の少ない食道挿入法　82
　――の発生原因　82
咽頭麻酔　57
ウイダー in ゼリー・エネルギーイン®　39
エンドルブリ H・L®　6
嚥下法，唾液処理　99
オリーブオイル　6
　――の下塗り　59
オリブ油®　7

### か行

カテーテルチップ型シリンジ　12
ガスコン溶液の内服　44
下鼻ルート　71
　――の挿入法　76
下鼻甲介下端ルート　→下鼻ルート
下鼻甲介ルート　→下鼻ルート
下鼻道　→下鼻ルート
花粉症のチェック　27
会話，検査中の　102
外鼻孔痛　124
硝子スプレー　8，46
観察法，経鼻内視鏡での　107，109
キシロカインスプレー　8
　――の咽頭噴霧　58
キシロカインゼリー®　2
キシロカインビスカス®　2
　――の鼻腔注入　57
キシロカインポンプスプレー®　2
キシロカイン液®　2
　――の咽頭噴霧　57

キシロカイン液®の追加噴霧，鼻腔が広
　　い場合の　56
吸引法，唾液処理　99
局所麻酔薬　1
グルカゴン　4
経鼻挿入の可能性の評価　29
経鼻内視鏡
　――での観察法　107, 109
　――に特有な偶発症　123
　――に必要な設備　17
　――に必要な物品　1
　――の苦痛　83
　――の前処置　43
経鼻内視鏡用スコープ　17
経鼻内視鏡用前処置スティック®　10
検査前日・当日の注意　38
検査体位　63
検査台　19
検査中・検査後のポイント　95
検査日までの準備　27
コントラスト法，インジゴカルミンによ
　　る　119
呼吸法　101

## さ行

座位　67
ジャクソン式スプレー　7, 46
試通スティック法，挿入鼻腔の選択　32
自己申告法，挿入鼻腔の選択　32
色素内視鏡検査　119
臭化ブチルスコポラミン　4
潤滑剤　6
　――の追加塗布　108
　――の塗布，スコープ先端部の　59
硝酸ナファゾリン　5
食事，検査後の　105
　――，検査前日・当日の　38
食道挿入法　81
食道通過直後の注意　93
食道入口部選択の原則と例外　91
診断能，経鼻用スコープの　118
スコープ操作法，経鼻内視鏡での　107
スコープの準備　58

スコープ抜去時の注意　104
スティック2回法　54
スティック2本法　54
スティック法による鼻腔麻酔　51
スティック法の特徴　48
スプレー　7
スプレー法　49
スラロームテクニック　78
スリット付スティック　11
スループロゼリー®　6
ゼリー飲料　39
生検鉗子の選択　121
生検の問題点，経鼻内視鏡での　120
前処置スティック　9
　――の挿入法　55
前処置の流れ　43
狙撃生検　120
挿入鼻腔の事前決定　31
挿入鼻腔の選択　31
　――の条件　31
　――の手順　32
挿入鼻腔を決める方法　32
挿入ルート　70
　――と鼻痛の頻度　72
送気・送水，鼻腔挿入時の　74

## た行

タンポンガーゼ　127
唾液の吸引，食道挿入前の　83
唾液の処理法　98
中間ルート　71
　――の挿入法　77
中鼻ルート　70
　――の挿入法　74
中鼻甲介下端ルート　→中鼻ルート
中鼻甲介ルート　→中鼻ルート
中鼻道　→中鼻ルート
鎮痙薬　3
　――の使用　95
　――を使用しないときの観察法　114
通気性と挿入性，挿入鼻腔の選択　31
ティッシュ法，唾液処理　99
点鼻用局所血管収縮薬　5

頭部回旋食道挿入法　89
特殊光観察　119

## な行

内服薬，検査当日朝の　39
ヌルゼリー®　6
ネラトンカテーテル，ジャクソン式スプレーへの取り付け　46
　――，前処置スティックの代用　10
　――，鼻腔試通スティックの代用　31
粘液分解薬　44
ノーズピース　13
　――の構造　14
　――の使用法　15
　――の使用目的　13

## は行

吐き出し法，唾液処理　99
針付型鉗子　121
半座位　65
　――での観察法　116
　――での経鼻内視鏡のセッティング　66
　――での経鼻内視鏡の有効性　65
　――での食道挿入法　86
　――での唾液処理　100
　――による注意点　66
被検者用サブモニター　23
鼻鏡　9，46
鼻鏡視認法，挿入鼻腔の選択　32
鼻腔試通スティック　29
鼻腔手術の既往のチェック　29
鼻腔挿入の原則　73
鼻腔通過後の注意　79
鼻腔通過法　69
鼻腔痛　123
鼻腔のチェック　27
鼻腔麻酔　48
鼻腔予備麻酔，ビスカスによる　49
　――の実際　50
鼻出血，帰宅後の　127

　――，鼻腔挿入時の　73
　――の確認　104
　――の予防　106
鼻出血の原因，挿入時　125
　――，抜去時　126
鼻出血の対応，挿入時　125
　――，抜去時　127
鼻息鏡法，挿入鼻腔の選択　32
鼻中隔彎曲症のチェック　28
鼻痛　123
　――，鼻腔挿入時の　73
　――の原因　123
　――の予防　124
左側臥位　63
　――での観察法　109
　――での経鼻内視鏡のセッティング　64
　――での食道挿入法　84
　――での唾液処理　99
標準スティック　10
ブスコパン®　4
　――の筋注　95
　――の少量静注法　96
プリビナ点鼻液　5
　――の鼻腔噴霧　45
プロナーゼMS®　44
ペパーミントオイル撒布法　4，97，115
ベンレス®　96
ポカリスエット®　45

## ま行

慢性副鼻腔炎のチェック　28
モニタリング装置　25

## ら・わ行

リドカインショック　3
リドカイン中毒　3
ルゴール法　118
ローラーコットン　127
漏出性出血　126
鰐口型鉗子　121